打造13亿中国人的健康航母

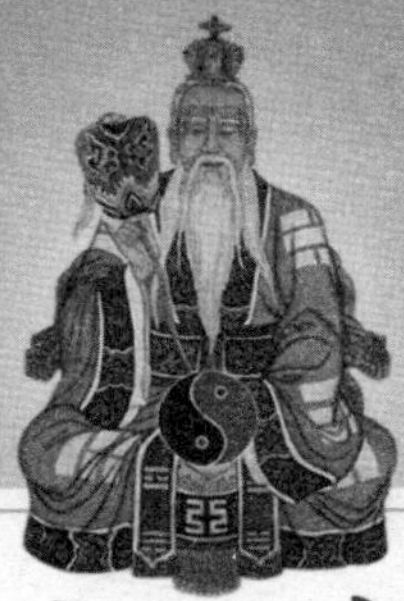

我健康 我做主

不让医生挣我钱

WOJIANKANG WOZUOZHU

敞开你的心扉，更新你的观念，治病可以不花钱

大悟山人 著

中医古籍出版社

图书在版编目（CIP）数据

我健康我做主/夏兴荣编著．—北京：中医古籍出版社，2009．1

ISBN 978－7－80174－678－8

Ⅰ．我…　Ⅱ．夏…　Ⅲ．①家庭保健—基本知识②养生（中医）—基本知识　Ⅳ．R161

中国版本图书馆CIP数据核字（2008）第190112号

我健康我做主

不让医生挣我钱

作　　者　大悟山人

出版发行　中医古籍出版社
社　　址　北京市东直门内南小街16号（100700）
印　　刷　北京旺银永泰印刷有限公司　印刷
开　　本　787mm×1092mm　1/16
印　　张　16
印　　数　0001～6000
版　　次　2009年3月第1版
印　　次　2009年3月第1次印刷
书　　号　ISBN 978－7－80174－678－8
定　　价　28.00元

谨以此书献给辛勤操劳一生的父母，

以及一切追求健康、事业、家庭的广大朋友！

有钱没钱都不愿为生病花钱，

有病没病都要注意防病治病。

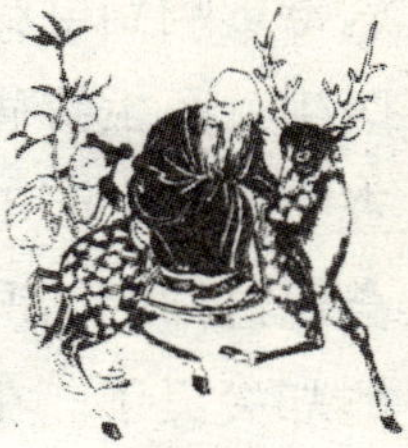

序一：让人恐惧的是医生

没有人敢说自己不生病，生病的人几乎都要与医生打交道，医生是我们生命的保护神。

我们很尊重医生，医生是很神圣的职业，被誉为“白衣天使”，不过，从生活常识上讲，越是神圣的东西，往往越让人感到敬畏，这就像面对庙堂里的神龛、寺院里的佛像，我们一方面会觉得它们非常庄严神圣，另一方面也会觉得有一种无形的力量在掌控我们，让我们心怀畏惧。

在医生面前，我们同样会感到敬畏，而且，这种敬畏的心情非常复杂，从某种程度上讲，这是一种“恐惧”。

这话听起来似乎很不近人情，医生治病救人，怎么会让人感到恐惧呢？但细细想来，这话并不难理解。

当我们决定去看某个医生的那一刻，这个医生就掌握了我们的生命支配权。试想，我们的生命支配权被掌握在别人手里，能不感到恐惧吗？

当我们的身体出现了不适而走进医院时，医生视我们为患者。换言之，医生关注的是疾病，我们关注的是健康。我们希望让身体的各个零部件正常运转起来，而医生却从治病的角度考虑如何抑制或换掉某个出了问题的零部件，而抑制和换掉任何部分有可能会使原有的生命秩序在一定程度上被打乱或破坏，虽然治好了病，却给我们的健康留下了后遗症。

打个比方说，我们每个人都是一台电脑，生病就是“中毒”。当病毒影响到电脑的正常运行，我们就不得不去找杀毒软件，即去看医生。医生看病其实和杀毒软件杀毒一样，考虑的是查毒杀毒，即查病治病，而不管杀毒治病后是否会破坏系统的稳定性。我们常常会遇这样的情况，杀毒软件查杀了病毒，一段时间后系统的某些功能却失灵了。在生活中我们常常有这样的体会，医生帮助我们控制了病情，或治好了我们的病，而我们的健康状况却始终无法恢复到病前。

当然，站在医生的角度看，这没有什么不对，他们的职责就是治病，但站在患者的角度却不免担忧，因为，我们要的是健康，没病不等于健康。

真正让我们感到恐惧的是：求医是把双刃剑，药能救命也害命。

我们去看医生，怎么用药取决于医生，医生能否治好我们的病，取决于他们的业务水平和工作态度。事实上，我们并不知道为我们看病的医生水平怎么样，一旦碰上某些庸医，把我们那个病体折腾来折腾去，长时间找不到病根所在，不能对症下药，或者开些不痛不痒的药，花了钱却除不去病痛，岂不是拿钱买罪受！我们常听到这样的事情：某位患者在某个庸医那里用药经年，却不见任何起色，后来用了一个不花钱的偏方，病却治好了。花这样的“冤枉钱”还不算可怕，可怕的是不负责地动错刀，把不该切除的部位切除了，或者误诊用错药，把催命药当成救命药用，这样的事情并不少见，轻则病体受罪，重罪夺人性命，想起来确实让人感到恐惧。

再说，医生也是人，不是“圣人”，“拜金主义”、“行业潜规则”对他们同样会起作用，虽然，这并不是医生的错，但医生为了生存，也不得不被动地充当医院的“聚财童子”。一个普通的感冒病花上几千元在如今的社会已经不是什么新闻。2005 年，在哈尔滨，一位患者住院 67 天，被医院收了 140 万元的医药费，最后仍没能保住自己的性命，家属告到相关部门，相关部门督查，才爆出了这起“天价医疗费”背后的黑幕。

每当我们走进医院时，心里总有些惴惴不安，因为我们不知道医生手中那支笔是否会手下留情，他们开出的那张处方笺是否意味着一字千金，超过我们的承受能力。本来我们只是发烧，开点退烧药就能解决问题，但要是附加开一些消炎药、杀菌药、去毒药、营养药，似乎也经得起理论推敲；本来打一针就可以解决问题，但偏偏要给你加上葡萄糖之类的让你吊水，并且让你按疗程每天去吊……我们丝毫不怀疑医生的关爱之心，但我们确实不具备这样的承受能力。虽然，这不是医生的错，我们相信绝大多数医生的医德高尚，但在医院“潜规则”的操纵下，我们确实对此充满了恐惧。

其实，我们之所以要去看医生，是因为我们的身体健康出了问题，那么，我们为什么不能让身体少出问题，甚至不出问题呢？为什么不能做到自己的问题自己解决呢？

实际上，很多时候，求医不如求己，这已经是越来越多的人的共识。

天涯垂钓客

2008.12.31

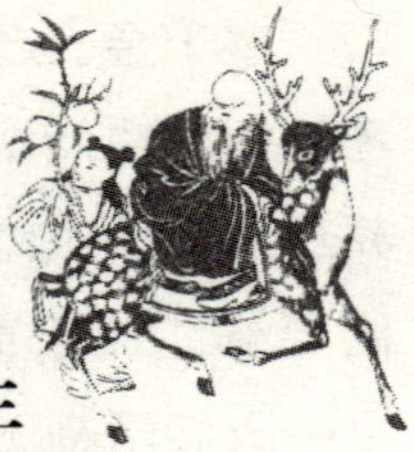

序二：每个人都是自己最好的医生

如果有人问：谁最了解你？你会毫不犹豫地回答：我自己。

如果有人问：谁最了解你的身体，谁最了解你的病情？你还会如此自信地回答吗？如果会，那么恭喜你，你已经成为自己健康的主人。

做自己健康的主人？除非你是医生！

我知道有很多人会对我的话感到怀疑，不过，且听我慢慢道来！

人体是一个小宇宙，与外在的大千世界相对应，本身百药俱全，是个名副其实的大药库，有着不可思议的自愈能力，医生治病，其实也是通过激发患者先天的自愈潜力来实现的，既然医生能做到，那么作为掌握自愈潜力的主人，我们为什么不能做到呢？

在日常生活中，人们经常感到浑身乏力，疲惫不堪，头晕目眩，思想涣散，面部疼痛，眼睛疲劳，视力下降，鼻塞耳嗡，胃闷不适，颈肩僵硬，皮肤瘙痒，睡眠不良，早晨起床有不适感等，你说是病吧，去医院检查，却查不出是什么病症；你说不是病吧，却让人不堪其苦。很多人为此感到苦恼，却又不知如何是好，实在受不了时就去求医问药。

可是，求医问药能从根子上解决问题吗？

我们相信每个医生对他的患者都是负责的，但医生并不能治好患者所有的病，而某些病在症状表现不明显时，医生往往也拿它没办法。说到底，我们的身体到底哪儿出现了问题，只有我们自己心知肚明，治好这些病的关键还在于激发我们自身的自愈潜能，让其发挥作用。

林真真是位美丽的姑娘，今年5月，由于疲劳过度，她的皮肤上出现了红点，刚开始是手上、背上，后来逐步蔓延到全身。她到医院里看医生，医生将它当作皮肤病来治疗，吃药打针，结果一个月过去，花了不少钱，反而越来越严重，吃什么都过敏。她每餐除了吃一点用盐水煮的蔬菜外，其他的根本不能吃，这样的生活简直生不如死。没办法，她只好去找一位精通易理、懂些偏方的民间老人。老人在田埂上扯了一些不知叫什么名字的草，让她拿回去熬了喝，连续喝一个星期，并告诉她早晚找个空气清新的地方，各做半小时的深呼吸。她照着这样做了，两天后，身上的斑点开始慢慢消散，大约十天的工夫便痊愈了。

林真真非常感激，也非常好奇，她问老人：这些不知名的草太神奇了，它们为什么那么灵验呢？

老人笑了笑，回答说：其实，这些草也是几味未经加工的天然中草药，因为是天然的，所以药性较好。其实药能救命，却不能治病，它不过是调和你的脏腑，刺激你的自愈潜能，使它发挥作用而已，所以，民间有句话，叫“病是三分治七分养”，讲的就是这个道理。

老人进一步说：中医离不开阴阳五行，治病的原理就是五行生克，通过五行生克制化，调和人的五脏六腑，使体内阴阳二气达到平衡。人之所以生病，归根结底，就是体内阴阳二气失衡，用药的目的是使体内阴阳二气回归平衡，让我们的身体处于健康状态。人体百药俱全，外药只有通过内药才能发生作用，一般而言，生病是人体的某个药囊闭塞，处于休眠状态，不能发挥自愈作用，人们去看医生，把祛除病痛的希望寄托在医生身上，其实医生所能做的不过是针对你的病因，用外药去刺激你体内处于休眠状态的内药，激发内药的功效，让内药去祛病除魔。

林真真问道：那么，怎样才能使我们人体的内药时常保持兴奋、发挥作用呢？

老人回答说：方法很多，比如饮食调理、运动锻炼、按摩、针灸、深呼吸、气功导引等，都能使人体内药保持兴奋状态。

林真真听了，恍然大悟，感慨地说：原来每个人都能对自己的健康负责，成为自己健康的主人啊，谢谢大爷！

……

任何病的形成都不是无缘无故的，或者是五脏六腑不协调，或者是经络不畅，或者是遭遇了的风寒，初期的症状可能表现得比较轻微，不过是身体的某些部位感到不适。其实，这是身体在向我们发出“求救信号”，因为，我们的身体也会说话，换句话说，这就是疾病的萌芽状态，是生病的前兆。如果我们敢于做自己的健康主人，耐心聆听身体的这些语言，我们就能及时做出适当的处理，将疾病扼杀在萌芽状态。反之，如果我们不能做自己的健康主人，不重视防微杜渐，等生了病才去看医生，或动不动就用药，那对我们的身体而言，绝不是一种负责的态度。

打个比方说，家里有几只苍蝇，骚扰着你的生活，只要你加以重视，搞好环境卫生，关闭门窗，用苍蝇拍将那几只苍蝇拍死，苍蝇就不会繁殖，以致苍蝇成群，危害你的生活。当然，你也可以喷射药剂将其杀死，不过这些药剂在杀死苍蝇的同时，也会危害你的健康。如果听之任之，苍蝇繁殖，你将不堪其扰。可见，对于疾病，放任自流，那是对身体不负责任的态度；动不动就用药，则是“杀敌一万，自损三千”的做法，同样是对身体不负责任的表现；最明智的做法是在疾病尚未得逞时，就采取某种措施，将其扼杀在萌芽状态，不战而屈人之兵，这样，既不用花钱，也省了很多事。

因此，我们应做健康的主人，能够通过自愈解决的，就不要去找医生，更不要胡乱用药，因为是药三分毒，再好的药，也有一定的副作用，再好的药也只有通过人体的内药才能发生作用。既然我们有内药可用，为什么一定要求助于外药呢？

举个例子说，我们的家里养猫，其目的是用来威慑老鼠。但猫有时也很懒，尤其是主人把它当宠物看待时。每当老鼠来临，猫睡意正浓，通常是老鼠将把东西咬坏，它也不起来“喵”一声，致使老鼠越来越大胆，竟敢去扯猫的胡须，到此时猫才会“喵”一声，将老鼠吓走。可是家里的东西已经被破坏殆尽。这样的猫，主人或许不会信任它。

可是，猫是为震慑老鼠而降生的，我们不信任它，又信任谁呢？难道要用蛇来捕捉老鼠吗？不错，蛇是捕捉老鼠的高手，但很危险，因为它既有可能捕鼠，也有可能咬人。思来想去，我们还是得用猫，只是想办法让猫变得勤快，忠于职守而已。

其实，猫就是我们的内药，是我们的自愈能力，老鼠是疾病，蛇就是药。猫虽然有懒惰的时候，但如果你饿它几天，它的肚子受不了，自然会去逮老鼠，也就是说让猫勤快起来并不难，它也不会对我们构成什么威胁，问题的关键不过在于我们如何让它变得勤快而已。如果弃猫用蛇，那就成了一把双刃剑，很有可能老鼠还没有完蛋，人却完蛋了。换句话说，只要能用好内药，激发我们的自愈能力，使人体的内药处于兴奋状态，我们就能保有健康，又何必一定要去求医问药，花钱冒风险呢？

退一万步来说，万一我们不幸生病了，不得不去看医生，我们也不能把全部的希望寄托在医生身上，医生的职责是治病，控制病情，要恢复健康，还得靠我们自己调理。治病固然重要，但养病更为重要。医生只能替你治三分，其余七分还得靠你自己养，对于我们的健康而言，我们自己才是最好的医生，只有我们自己才是健康的保护神！

其实，在日常生活中，我们随时都能做自己的医生，充当健康的保护神，只要我们愿意扮演这一角色，我们就能健康地生活。

我的朋友小高体质非常羸弱，只要气温突然发生变化，冷暖失调，他的身体就会出现问题。对此，他苦恼不已。他曾到医院里做过体检，医生除了说他体质差，需要多补补外，也找不出别的什么病因。苦恼的小高打电话告诉我他的情况，当时我一听就明白了是怎么回事。我对他说，既然你怕生病，就最好别生病。我告诉他，这毛病只有你自己治得好，方法也简单，睡觉前泡泡脚，按摩按摩腹部，饮食方面保持规律，坚持一段时间，你就会变得强壮。小高将信将疑，不过，他还是按我的方法去做了，一段时间后，他发现自己的精神变好了，气血充足，睡眠质量也好，一年以后，他的健康状况大为改观，像换了个人儿似的，一年四季难得感冒一回。小高对我说：看来，我也能为我的健康做主！

是的，我的健康我做主。我们每个人都是自己最好的医生，人体自有大药，只要善于运用它，激发它的功效，我们就会少生病，少去求医问药，这样，我们就不会恐惧，生活质量将大大提高。

善待自己吧，做自己最好的医生！

邓学之

2008.12.31

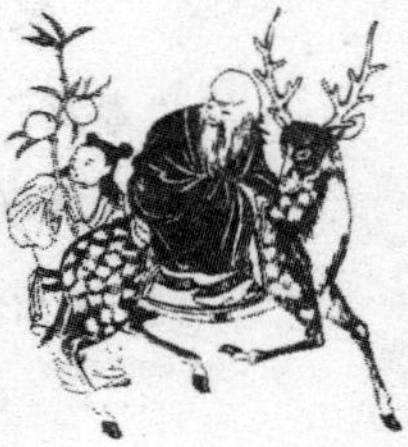

【目录】

第一章　心态决定健康

性格决定命运，心态决定健康。生命不能像上满了发条的闹钟，总是处于高强度和高负荷的状态，纵观那些文学大师、世纪老人，他们总是静静地躲在城市的一角，固守着书本和自己的文字，平静地想着自己的事情。闲暇时就到屋外散步，或是和邻居聊聊天。他们闲适恬淡，博学而优雅，故能健康长寿。只要心态好，快乐活到老！

第二章 好习惯成就好身体

宋美龄活了 106 岁，至死，她的脸上也没有出现“寿斑”。她长寿的秘诀在于养成了良好的生活习惯，比如，每天临睡之前灌肠、按摩、喜食素食、喝白开水、每星期出去兜一次风、心情不好就找好友聊开心的话题……

其实，习惯不止决定性格，还决定健康，一个人能否健康长寿地生活一辈子，往往决定于业已养成的某些生活习惯。

第三章 生命在于运动

生命的活力在于运动。运动不只是年轻人的事，科学研究指出，中老年人进行适量的运动，可以改善心血管功能，使高血压的发病危险减少 30%，冠心病的危险减少 50%。

第四章 吃得科学身体好

身体是革命的本钱，吃是身体的本钱，吃的学问很大。有位百岁老人说，她长寿的秘诀在于吃，喜欢吃。所以，要想身体好，一定要吃“好”。

吃“好”，是指营养搭配要好。只要善于搭配，吃得科学，有时吃几个萝卜、几根海带胜过吃山珍海味、满汉全席。

第五章 食物是最棒的保健品

“是药三分毒”，最好的保健品不是那些补药，也不是广告上吹得天花乱坠的那些营养保健品，而是我们一日三餐所要吃的食物。关注健康的朋友千万要记住：多花一块钱吃饭，可少花百块钱看病。

第六章 食疗胜过药疗

大医无药，医者的最高境界不是教人怎样吃药，而是教人怎样“吃饭”。

“药王”孙思邈活了 101 岁，但他长寿的秘诀不是吃药，而是“吃饭”。这位“药王”用理论和实践向我们证明：食物是最好的药！

第七章 治病何必要花钱(一)

走进医院，挂号要花钱，吃药打针要花钱，住院要花钱……正所谓“医院大门朝南开，有病无钱莫进来”，一个普通的感冒得花几百元，普通的手术要上万元。我们工薪族一月就一两千元钱的收入，低保人群每月才两三百元，我们如何承受得起高昂的医疗费用！但我们不可能不生病，我们怎样才能做到看病不花钱或少花钱呢？

身体是我们自己的，每个人都是自己最好的医生，求医不如求己，我们完全可以做健康的主人。不管有钱无钱，我们都不要为看病花“冤枉钱”！

第九章　性是健康的良药

性健康是人体健康的重要内容，“性福”就意味着“幸福”，几千年来，中国的医学家和养生家们都在研究“房中术”，所谓“房中术”就是指男女性生活。保持健康的性生活，我们的生活才会充满阳光，健康将与我们同在。

附录一 古代养生学派

附录二 养生长寿歌诀

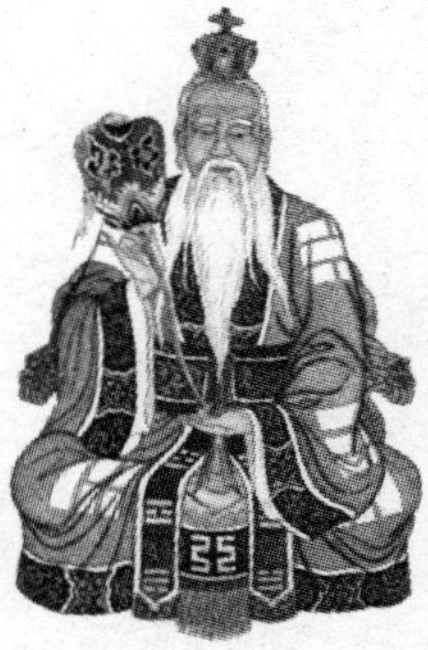

第一章 心态决定健康

性格决定命运，心态决定健康。生命不能像上满了发条的闹钟，总是处于高强度和高负荷的状态，纵观那些文学大师、世纪老人，他们总是静静地躲在城市的一角，固守着书本和自己的文字，平静地想着自己的事情。闲暇时就到屋外散步，或是和邻居聊聊天。他们闲适恬淡，博学而优雅，故能健康长寿。只要心态好，快乐活到老！

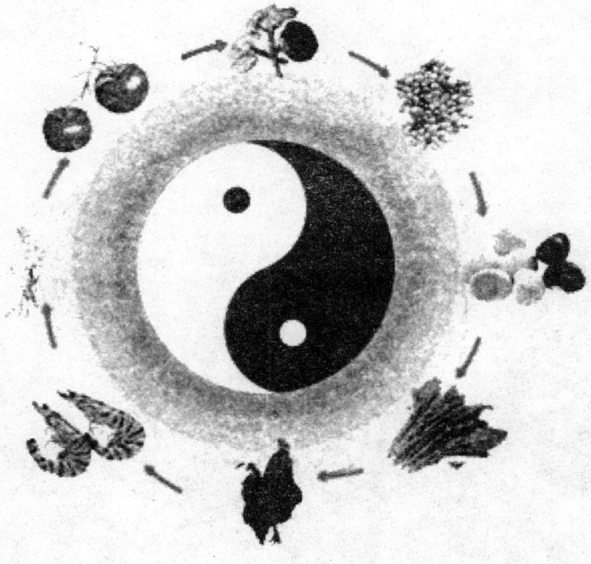

现代人崇尚休闲，我也不例外，生活条件好了，富余的时间也多，我得找个法子打发时间。幸好，我这个人落后不落伍，业余时间，也喜欢像年轻人那样上上网，聊聊天，不经意间，居然在网上碰到了几位多年未见的老同学。离别多年，大家突然在网上见面，欣喜自是不必说的，不过，欣喜之余，感慨也不少，加起来可以装几大箩筐。我对这些感慨进行了梳理，发现健康是大家最关注的话题，毕竟岁月不饶人啦！大学时健壮如牛，如今病体缠身的李东升感触最深，他的身体状况很糟，谈到动情处，他说："刚毕业时总想着如何去挣钱、当官，忽略了健康，现在拖着这副病体，真是度日如年，我现在终于明白了一个道理：世界上最可靠的东西不是钱财，而是健康，要是身体出现了纰漏，再多的钱财也不够往里填。"在视频上，听着他痛苦的语气，望着他痛苦的表情，我一边安慰他，一边展开了我们之间的话题。

我们的身体会说话

> 当年，在大学那个班，我的体质是最差的，十分瘦小，像个"芦柴棒"；他的体质是最好的，高大、威猛、健壮，是标准的帅气哥，现在他的身体垮了，几乎是个废人，而我却越活越健康，四肢灵巧，浑身是劲儿，好多年不知道生病是什么滋味。

身体难受时，她会示威

我和李东升是大学时的同班同学，他是湖北人，我是重庆人，同居长江畔，共饮一江水。开学那天，我们一见如故，大学四年，我们一直很好，只是大学毕业后，各自为生计奔波，才渐渐失去了联系。那个时代是没有手机的，普通家庭根本没有固定电话，天各一方的同学很容易失去联系。让我没有想到的是，多年后我们在网上见面，他的身体状况竟是如此的糟糕。

李东升是我们班的班长，在我的记忆中，无论是体质、长相，还是综合能力，他都是我们班上最突出的。毕业后，他进了一家大型国有企业工作，由于能力很强，学历也高（那个年代的大学文凭是金字招牌），在厂里很受器重，爱上他的姑娘足足有一个加强排，最后他娶了如花似玉、温柔贤淑的“厂花”高春燕为妻，生了一子一女，可谓工作顺利，婚姻美满，家庭幸福。不过，他并不满足于那样的生活，国企的体制很僵化，这让他感到很窒息，无法充分发挥自己的特长。后来，改革春风吹满大地，开放潮流风起云涌，幸运的李东升成了第一批下海淘金的人，如今，他的公司已经拥有十个亿的净资产。

李东升给我讲述着他的创业史，见他如此成功，我深为他感到高兴。出乎意料的是，他说他现在一点也不快乐，生活没有阳光，他很羡慕我有一副好皮囊，有一个不与病痛为伍的好身体，他渴望健康。他感慨地说：“人生最大的资本不是有多少钱，也不是有多深厚的背景，而是有一个健康的身体。”他的语调有些沧桑。

听到这里，我在安慰他的同时，也感慨万分：当年，在大学那个班，我的体质是最差的，十分瘦小，像个“芦柴棒”；他的体质是最好的，高大威猛，十分健壮，是个标准的帅气哥，现在他的身体垮了，几乎是个废人，而我却越活越健康，四肢灵巧，浑身是劲儿，好多年不知道生病是什么滋味。

我对他前后判若两人的身体状况有些不解，因为，以他的经济能力，就算是生了病，找个医术高明的医生调理、治疗是不成问题的，不应该像现在这个样子。我有些好奇：“在我的印象中，你的身体一直是最棒的！”

“是的，那是当年，那时，我大冬天的还要冲凉水澡，这你是知道的，但就像不注意开源节流，再大的一座金山也有被挖空的一天那样，要是不爱惜自己，再好的身体也会有被拖垮的一天！”他说。

“此话怎讲？”我有些不解地问道。

“刚创业时，心理压力很大，下海就意味着没有回头路可走，为了挣更多的钱，让自己的脸上更有光，我开足了马力，夜以继日地工作，不断地应酬，最忙碌的时候，一个星期的睡眠时间不到二十个小时。于是，头晕、腰酸、胸闷不适、消化不良、颈肩僵硬等症状出现。起初，我仗着自己是'国防'身体，没在意，继续让我的身体像高速奔跑的'宝马'超负荷运行，终于有一天，我倒下了，从此，一年四季不离药罐，身子病快快的，睡不好觉，经常神思恍惚，吃什么东西都没有胃口，而公司的事还不能不管，这日子简直不是人过的！”

听了李东升的话，我有些默然。李东升是成功人士，他尚且如此，其他为生计而没日没夜劳碌奔波的人，难道不是这样吗？真是“人为财死，鸟为食亡”，悲哀啊！

我们生活在物欲横流的社会里，很多人都面临着工作和生活的双重压力，为了生存，我们不得不在职场和生意场上打拼。很多人都说，职场和生意场是没有硝烟的战场，这意味着我们不得不用自己的身体去冲锋陷阵，可是，血肉之躯毕竟不是钢铁长城，它也有受不了的时候，一旦它受不了时，它也会说话，向我们发出求助信号。

一旦我们忽视了身体的求助信号，不静下心来倾听它的痛苦，我们将为此付出惨痛的健康代价。比如李东升，当他出现头晕、腰酸、胸闷不适等现象时，这是他的身体在向他呼救：主人，我受不了啦，你疼我一些吧！可惜的是，李东升没有听进去，继续忘我地工作，不断地应酬，让身体超负荷运行，终于引发了天崩地裂的后果，不得不无休止地接受病痛的折磨。

手是健康的晴雨表

我们的身体需要精心呵护，也渴望得到我们的呵护，她不时地向我们提示，希望能得到关怀，只是因为我们的视而不见，使她的需要被忽略。实际上，我们的身体也很小气，当她的正常需要被忽略时，她也会生气，不给我们提供精神动力，让我们整日没精打采，睡不好觉，吃不好饭，干不好事，还不时这痛那痛的！

在这一点上，我们应该向古人学习。中国的古人是很懂得珍惜身体的，所谓“身体发肤，受之父母，恭维鞠养，岂敢毁伤”，他们很重视倾听身体语言，并摸索出了一条规律，中医经典《黄帝内经》讲“有诸内形于外”，就是说人体的五脏六腑、经络气血状况，可以在人体的某一局部，比如手、足、舌、耳、鼻、眼、皮肤、毛发、骨骼等部位表现出来，形成局部的症状，中医的望闻问切就是针对局部症状，从气、色、声、脉（象）等方面都进行综合分析，诊断所对应的脏腑到底出现了什么问题，从而对症下药，治疗疾病。这些局部症状就是我们的身体发出的求助信号，换句话说，是我们的身体在对我们说话。

其实，我们的身体不但会说话，而且每个身体部位都有自己的特定语言，只要我们善于关注和倾听，准确掌握这些特定的语言，我们就有了一块便捷实用的健康晴雨表，知道该在什么时候让我们的身体享受阳光，什么时候让我们的身体遮风避雨，从而享受生活，享受健康。

所以，我忠告你：你要想健康，还得自己动手。在此，我不妨给你聊聊手的肢体语言，读懂它的求助信号：

手是我们身体最忠实的守护神，也是我们最重要、最容易观察到的健康晴雨表。中医治病，很多时候是从手开始的。

手上的第二掌骨可全面系统地展示人的整体健康状况，如果第二掌骨没有赘肉，没有疙疙瘩瘩的凸起和凹陷，说明这个人非常健康，小时候的营养比较全面、均衡，身体锻炼得不错。这种人一旦出现身体不适，往往不是因为其身体底子差，而是因为身体受到了外在因素的干扰，只要排除干扰，多做一些户外活动，结合适当的食疗、按摩、保健，身体就会康复。

如果第二掌骨摸上去娇软，肉和骨头含含糊糊地连在一起，骨头上到处疙疙瘩瘩，说明这个人从小体质不好，经常生病，目前的身体状况较差，他们甚至会说自己身上有好多好多的毛病。对于这种人，不管他们哪种病重，哪种病轻，只管从他们的脾胃着手去调理，告诉他们不仅要安排好营养丰富的的一日三餐，还要尽量将食物做得柔软细烂，便于消化，通过饮食及时补充血液，并坚持每晚睡前泡脚，以增加血液循环。当然，这种人最好不要进行大运动量的体育锻炼，时不时地散散步是最好的锻炼方式，睡前可做些有利于睡眠的按摩。按照上述方法调理，一旦身体慢慢强壮起来，其他病证也会自愈或消失。

如果第二掌骨摸起来的感觉还算清晰，但仍会摸到一些凸起或者凹陷，这就可以根据其对应部位的穴位，确定哪个器官有病。比如，头穴和足穴连线的中点为胃穴；胃穴和头穴连线的中点为肺心穴；肺心穴和头穴的连线三等分，从头穴端算起分别是颈穴和上肢穴；肺心穴和胃穴连线的中点为肝穴；胃穴和足穴的连线六等分，从胃穴端算起，分别是十二指肠穴、肾穴、腰穴、下腹穴、腿穴。一旦这些穴位处凸起或者凹陷，相对应的器官必然有病。如果这些穴位处凸起或者凹陷不是十分明显，就一边挤压一边往下走，一旦感到麻胀酸痛，其对应的器官肯定有病。在按摩时，如果按左手该穴位的反应比右手强，那就说明左侧病重或者病在左侧，按右手也是同样的道理。

第二掌骨暗示着身体健康与否，手指头的月牙白也有类似的功效。健康人大拇指的月牙白大约占整个指甲的 1/4。除小指外，其他指头的月牙白占 1/5~1/6。如果只有大拇指有月牙白，说明体内寒重，如果 5 个指头都没有月牙白，说明体内大寒，营养状况不好，血少、血稀。

月牙白是小时候形成的，显示儿时的健康问题。小时候健康的人，月牙白多些，反之少些。一个人的月牙白过多，说明他年轻时身体好，血液足，内热大，饭量大，不怕冷，好动，不知疲倦；中年因内热大，脾气容易暴躁，血压容易高，特别贪食寒凉食品，容易造成体内寒重和经络堵塞，表现出阴虚火旺，容易患糖尿病、高血脂。这类人如果不注意保养身体，很容易引发脑溢血、心肌梗塞等重大疾病。一个人月牙白正常，颜色正常，说明他的身体一直健康；月牙白颜色出现了发暗发灰等症状，说明他的身体状况明显下降，需要通过调养，才能恢复正常。

手上另一处密码是指甲纹。指甲纹的多少深浅反映着身体的衰老程度、能量还有多少。纵纹多说明身体已经出现了透支，纵纹加深，代表透支进一步严重。这是用来诊断身体体能及血液的最简单、最实用的方法。

手的颜色也能透露出身体的信息。健康人的手应该是白里透红，润泽而有弹性。如果你的手毫无光泽，干巴巴的，颜色偏黄或者偏白，这说明你的血少、血稀、营养不良。如果手心区域明显发白，有两种情况：一是平时贪食寒凉，造成体内寒重，但还是喜欢吃寒凉食物；二是体内寒重，不能吃寒凉食物，吃一点胃部就会极其不舒服，容易出现胃痛腹泻，这种人的脾胃已经非常虚弱。如果手掌的颜色明显偏红，说明阴虚火旺，内热重，脾气急，易怒；如果只是偶尔发红，多数因吃的食物热量大或者补品吃得过多，内热大，营养过剩；如果只是大拇指根部的大鱼际发红，说明上半身火旺，易患高血压、心脏病，脾气也比较燥；如果是小鱼际偏红，多数是下半身虚火大，易患肠炎、糖尿病等。如果手伸出来，过一会儿手指头的颜色就比手掌的颜色深，发紫、发暗时，说明体内寒重，血液运行已经变得缓慢，血压的黏稠度较高。

在手上，能够透露健康信息的，还有手掌上的青筋和手掌上的各种纹路。手掌上的青筋判断比较容易，青筋越少越健康，而纹路则比较复杂，在本文中不作介绍。

除了手会向我们透露身体健康状况的信号外，我们身体的其他部位也会说话，例如足、舌、眼睛、皮肤、头发、耳朵、牙龈等等，都能够适时地向我们透露身体的某些信息，这需要我们在日常生活中仔细观察，我讲的已经够多了，所以在此处不想一一提及。

请大家一定要记住：我们的身体会说话，要想远离疾病，活得健康，就得从关注和倾听身体的语言开始。

健康须由自己做主

身体是我们的，我们理所当然地要做健康的主人。如果我们将健康的自主权完全交给医生，那么医生站在“治病救人”的角度，用审视病毒的眼光去审视我们的身体，然后采取“镇压”的手段对付病毒，病毒奋起反抗，受折磨的还是我们的身体。长期这样，再好的身体也会被拖垮。

李东升的情绪很低落，我一边安慰他，一边问道："你身体出现不适时，去医院检查过吗？"

"当初，我特意去看了医生，但医生检查了半天，也没有查出什么病来。后来因为忙，我就将这件事给放下了。"

"你没病，医生当然检查不出来。但这并不意味着你的健康没有问题，实际上，你的身体处于亚健康状态，这种状态往往是病毒滋生的土壤，只要被病毒盯上了，疾病很快就会爆发。"

他说，当初医生没查出什么病，就建议他回去好好休息一段时间，并给他开了一大堆补药，可是，他整整休息了一个月，好好吃，好好睡，病情不但没有好转，反而恶化了。

"你不要去怪医生，要怪就怪你自己，因为你没有病，根本没必要去看医生。"

"瞎扯，我身体不舒服，不找医生找谁呀？"李东升对我的话感到很惊讶！

"你可以找你自己啊！"

"什么？找我自己！我又不是医生。"李东升的语气很惊讶。

"是的，你可以找你自己，难道你没听说过自己就是最好的医生吗？"

李东升说这简直是天方夜谭，他从来没听说过自己可以做自己的医生，连医生生了病都要找别的医生看。

……

为了打消他的疑虑，我对他说："你可以在工作之余按摩一下自己的肚皮，在睡前泡泡脚，然后注意饮食，增强营养，有规律、有节制地生活。坚持一段时间后，你的健康状况自然会得到改观，慢慢恢复。

相反，当你的身体处于亚健康时，这时你特意停下来休息，大药大补，这反而会使你的健康状况雪上加霜。"

"这是为什么呢？"他虽然还有些惊讶，但对我的话显然产生了兴趣。

"原因很简单，一个人处于亚健康状态时，他的免疫能力非常低下，‘是药三分毒’，大补之药也不例外，一个免疫能力十分低下的人是承受不了大补的！”

“那为什么医生要给我开那么多的补药呢？”

“因为你很有钱，你吃得起补药，再说，人家医生也没有叫你一个劲儿地吃呀，医生也是让你调理。”我半开玩笑地对他说。我心里清楚要想改变他现在的身体状况，必须从心理着手，让他开心一些，乐观一点。

“医生的说法也没错，叫你多休息，关键是看你怎么休息；让你多补一补，关键是看你怎么补。你突然从忙碌的工作状态中停下来，生活轨迹大变，即使是身体健康的人，也有可能生病，更何况你是亚健康的身体。说来，你也许不信。一个农民种地种到老，他儿子挣了钱，觉得应该让老子享享清福，从此不让他再下地干活，这个农民整天待在家里，吃了睡，睡了吃，结果不到半年就病倒了。这是为什么？因为他的生活轨迹突然发生了改变。”

“你说得好像有道理。”

……

我们生了病，固然有必要去看医生，但不是说一旦身体出了点问题就立即跑去看医生，把自己的健康完完全全交给医生。如果是这样，那我们就彻底丧失了健康的自主权。

身体是我们的，我们理所当然地要做健康的主人，要像疼爱自己的孩子那样，用心呵护我们的身体。如果我们将健康的自主权出卖了，完全交给医生，那么医生站在“治病救人”的角度，用一双审视病毒的眼光去审视我们的身体，然后用“镇压”的手段去对待我们的身体，虽然医生可以“镇压”我们体内的病毒，但病毒必然奋起反抗，受折磨的，还是我们的身体。长期这样，再好的身体也会被拖垮。

与李东升相反，我的先天体质比较差，也正因为如此，我特别爱惜自己的身体，大学毕业后，结婚生子，养家糊口，要是我的身体隔三差五地出现问题，我怎么能担当起做儿子、丈夫和父亲的责任？所以，工作之余，我广泛地阅读中医方面的书籍，对食疗、按摩保健和常见病的预防和治疗病做了不少研究，并摸索出以食疗和按摩为主、治病不花钱或少花钱的方法。正是得益于这些方法，我有好多年没进过医院，我几乎淡忘了药是什么滋味，虽偶有小恙，通过自我调理，不久即能自愈。

当然，要想少生病、不生病，得从日常生活中着手，不能等到身体出现了问题才想到这么做。我这里告诉大家两种方法：一种是推腹法，即早晚起床睡觉时在腹部按摩推拿；一种是睡前泡脚，坚持泡脚，能促使经络疏通，将体内的“浊物”、“浊气”、“浊水”排出。

这两种方法既简单，又适用，能很好地调理人体的五脏六腑，且不需要花钱。几十年来，我几乎没有间断过，经络畅通，加上我比较注重饮食调养，所以，我体内的自愈潜力被发掘出来，亚健康跟我几乎绝缘，活得又轻松，又健康。

一句话，自己的健康需要自己做主。这是李东升的教训，也是我的经验。

是药三分毒

是药三分毒，不要总把药当成救命的东西，药能救命，也催命。就算医生能对症下药，治好你的病，但药物副作用所产生的病毒还会留存在你的体内，一旦时机成熟，就会引发其他病症，这叫“前门赶走了虎，后门进来了狼”。如果你吃的药不对症，不但不能缓解病情，甚至催命夺魂都是有可能的。

李东升听了我的讲解，觉得很有道理。不过，他心里的疑团未消。他说，医生说他有好几种病，不同的病需要吃不同的药，有些药的药性会相互抵消，很让人犯愁。他感觉他的身体越来越差。

李东升告诉我，他同时患有高血压、前列腺炎等。

我说：“药，你先别吃了。‘是药三分毒’，不要总把药当成救命的东西，药能救命，也催命。就算医生能百分之百地为你对症下药，治好你的病，但药物副作用所产生的病毒还会留存在你的体内，一旦时机成熟，就会引发其他病症，这叫‘前门赶走了虎，后门进来了狼’。如果你吃的药不对症，不但不能缓解病情，反而会给你的身体带来更大的伤害，甚至催命夺魂都是有可能的。”

“我也知道‘是药三分毒’的道理，可是不吃药，又怎么能治好我的病！”

我说：“问题的关键在于你同时有几种病，连医生都不知道最根本的着眼点在哪里，结果给你开了一大堆药，你吃了药会病痛，不吃药更会病痛，形成恶性循环。所以，你最好先疏通经络，促进体内血液循环，然后再补一补肾和脾。”

有了病痛不应羞于启齿，要正视问题，才能找出解决办法。我开始给李东升对症下“药”。

我说，高血压是生活长期无规律造成的！引起高血压的真正原因是动脉硬化，造成动脉硬化的直接原因是身体内血少、寒湿重。治疗这种病可以选择食疗，比如常吃些血糯红枣粥、桂圆莲子汤、龙眼粥、猪肝汤、羊骨粥等补血去寒，使收缩压恢复到正常，同时用艾叶水泡脚祛寒降压，并在饮食中注意少食寒凉食物，尽量不使用空调。假以时日，你的血压就会降低，病情就会好转。如果持之以恒，恢复到病发前的健康状态，都是很有可能的。

至于前列腺炎，调理起来也很简单，具体方法是：裸睡，按摩会阴穴，使那个部位保持通风、干燥；同时，要辅之以食疗手段，经常吃栗子炖乌鸡，激发体内的自愈潜力，坚持一段时间，你的前列腺炎就会好的。

不过，我得奉劝你，你可千万不要把栗子炖乌鸡当药吃，而是当作正餐的菜来吃。以下是这道菜的主料和配料：

栗子仁 200 克，海马 5 克，乌鸡 1 只，加点盐、姜，烧开后，文火炖上两小时。吃时不能贪多，炖一只乌鸡，可以分两到三次吃完。

……

人到中年时，在外忙于工作和事业，在家要上敬老下养小，两副担子一肩挑，还不得不打理那些复杂的人际关系，常常会感到身心疲惫，身体的免疫能力下降，如果再加上生活长期无规律，高血压、心脏病、糖尿病等“生活方式病”会不请自来。有些人长期暴饮暴食，在酒场上称雄逞能，很容易患脂肪肝，这类人患病后如果不及时戒酒，会失去最佳治疗时期，如果病情恶化，很可能导致肝硬化。

身体是我们自己的，我们没有理由不关心她。不关心自己的身体，不注重保养身体的人，常常是没病惹出病，小病拖成大病，以致“病来如山倒”，冷不防“无常”就送来催命符。

所以，当我们的身体出现不适时，我们应该及时调理，不要等熬出大病，才想到看医生、狂吃药。吃药的结果常常是治愈了旧病，又留下新病的诱因，折腾来折腾去，付出代价的还是我们的身体。李东升的教训，我们一定要吸取。

治病何必要花钱

“看病就意味着花钱”，这是当今社会绝大多数人的共识。走进医院，挂号要花钱，诊断要花钱，抓药要花钱，做手术要花钱……这钱那钱，把病人的身心折腾得不成样子，难道我们不可以做到治病不花钱，或者少花钱吗？完全可以。

李东升看了我的方子说：“我病得不轻，花了那么多的钱都没有让我的病情好转，你这不怎么花钱的方子，能治好我的病吗？”

到底是有钱人，总是信钱，好像有钱就能解决一切似的，殊不知，钱不是万能的，尤其是面对病痛时。

我对李东升说：“你以为这是买东西，一分钱一分货呀，照你这么说，没钱的人就只有不活！治病讲的是效果，不是比价格。我说的那些方子确实花不了几个钱，或许不如你平时吃一瓶药的价钱多，但效果肯定比吃药好。那些常年在大山里生活的人手里没有钱，可是，他们比城里人健康，这难道是因为他们一年四季不生病吗？不是，他们得了病，会就地取材，说不定在山路边扯两把草，熬水喝下病就好了，那些草也许你看都不会看一眼，不值钱，不过它能治病。”

“你说的有道理，我可以按你说的去做。不过，医生开的药，我还是要接着吃。”

“你要想病好，就不要再吃那些药。“是药三分毒”，你同时患有几种病，吃几种药，药物相生相克所产生的副作用，对你身体的危害很大。你尽管按我说的法子去做，睡觉前泡泡脚，闲暇时按摩腹部，你就会慢慢康复。你就将买药的钱留着，等你病好了我来看你时，你就用来请客吧。”我非常自信地对他说。

“好的！”李东升终于接受了我的建议。

……

“看病就意味着花钱”，这是当今社会绝大多数人的共识。是呀，走进医院，挂号要花钱，诊断要花钱，抓药要花钱，做手术要花钱……这钱那钱，把病人的身心折腾得不成样子，难道我们不可以做到看病不花钱，或者少花钱吗？完全可以，前提是你自己得做你自己的医生。

其实，细究医生治病，西医推崇杀菌消毒，中医讲究阴阳五行平衡，虽手段各异，其目的都是为了激发人体的自愈潜能，抑制或消灭病毒。只要我们能激发我们体内的自愈潜能，使人体的内药兴奋起来，又何苦要去求医问药，花大把大把的钱呢？其实，我们每个人都是自己最好的医生，就看你愿不愿意做这个医生。

有位老大爷，几十年来，只要得了病，就去看医生，医生开药他交钱，按照医嘱去保养，但他往往是这病好了不久又得那病。后来，他不幸患上了伴有酮症酸中毒的糖尿病，医生告诉他，无论花多少钱，这种病是很难治好的。

老大爷有些绝望，他已经花了很多钱，确实没有什么效果，但思来想去又有些不甘，于是，他抱着尝试的心理找到我。

我详细地询问了他以前的情况，给他把把脉，意识到他是老病号，长期吃药，身体非常差，不适合再吃药治疗。

我告诉他，这病说起来很严重，但治疗它其实不需要花什么钱，调整一下生活习惯，心情开朗点，补充些必需的营养，进行适量的锻炼，身体就会恢复，一旦身体恢复以后，病症自然会减轻，乃至消失。

老大爷见我给他开出的方子这样简单，有些不敢相信，不过，抱着“死马当活马医”试一试的心理，他还是按照我的建议去做了。

起先，他的儿女们见他从此停止服药，颇为他担心，这老大爷也有一股倔劲儿，既然医生说花多少钱都治不好，还治它干什么。他这样一想，心情反而放松了，天天早起早睡，不吃甜食，注重营养搭配，早晚做深呼吸，散散步，去公园里找人学练太极拳，渐渐地，他的儿女们发现老爷子像换了个人儿似的。

几个月后，老人给我打来电话，他说去医院检查，化验单显示他的血糖正常，尿糖尿酮消失，高血脂、血黏稠也不药而愈，没想到花钱治不好的病，居然用不花钱的方式治好了，而且身体还不遭罪，早知如此，何必花那些冤枉钱。

是的，老大爷用事实向我证明：治病不一定要花钱。

心态好就是健康好

只要心态好，魔鬼也会跑；练好心态功，吓跑孙悟空。其实，最大的敌人不是病魔，而是我们那颗脆弱的心。调整好我们的心态，我们就能登上健康快车。

听了我讲的病例，李东升感慨地说：“要是我们能早些恢复联系就好了，害得我花了那么多钱，身体还受罪，真是赔了夫人又折兵。”

“你也不要去想花了多少钱的事，医生为你治病，那是他们的天职。现在，你要调整好心态，积极乐观地善待自己的身体。”

另外，要治好前列腺炎，心态很重要。假若患者的心理压力过大，很容易导致久治不愈。这些年来，因工作和生活的压力太大，患这类病的人不少。

导致这一疾病的因素很多，主要跟病原体感染、排尿功能失调、精神心理因素以及神经内分泌因素有关；酗酒、吃辛辣食品、不洁性生活、久坐也会引起前列腺长期充血，引发前列腺炎；因受凉、过度劳累，导致机体抵抗力下降或特异体质以及盆底肌肉长期慢性挤压、导尿等医源性损伤等等，也是前列腺发病的重要诱因。

在发病初期，不少人因为羞于启齿和图省钱，喜欢到私人医疗机构和江湖游医处求医，那些人往往片面夸大病情，使患者背上沉重的心理包袱，误以为这是一种性病，在乱吃一堆无疗效的药物后，错过了最佳治疗时机，导致病情加重，久治不愈，饱受其苦，精神极度悲观，甚至绝望。

听着我的讲解，李东升不停地点头。我对他说，在放松心态的同时，我还要提出几点忠告：

1、绝对要禁酒；

2、尽量不久坐，一个小时左右至少要起身活动一下；

3、臀部不要着凉；

4、经常以50℃左右的温水坐浴；

5、性生活最多每周两次。

我最后将日常生活中的禁忌告诉了他。

“好的！”李东升爽快地答应了。

……

俗话说：心态好，才是真的好。心态不好的人，无论贫富，总觉得社会与他格格不入。人生病时也是这样，只要心态不好，往往就会感到恐惧、惊慌、悲观、失望，无缘无故地怨天尤人，这很不利于身体的康复。所以，许多医生看病时，看到病人心态不好，情绪不稳定，往往会给病人以必要的安慰。

其实，不仅患者心态要好，即使身体健康的人也要有一个好心态，心态好的人往往更善于保养自己，远离疾病，使生活充满阳光。

杜近芳是著名的京剧表演艺术家，先后师从王瑶卿、梅兰芳等艺术大师。谈到人的年龄时，杜近芳女士说：“一个人通常有四种年龄——生理年龄、外貌年龄、心理年龄和社会年龄，作为演员，我们还要比其他人多一个年龄，那就是艺术年龄。生理年龄和艺术年龄是实打实的年龄，社会年龄是指一个人的社会经验与阅历，而外貌年龄和心理年龄则往往与实际年龄有些差距。

生活中，人们对喜欢打扮的老年人，总会投去异样的目光，有时会在背后评头论足。爱美之心人皆有之，老年人虽然在生理上衰老了，但只要心理上保持青春活力，就能延年益寿。

其实，爱美之心是永葆活力的‘青春宝’。老年人要大胆点，摒弃老观念，把自己打扮出个性和特色来。”

在谈到养生时，杜近芳女士说：“我有一个好心态，就是‘得之不喜，失之不忧’。我还归纳了健康的三条标准———心理卫生、精神卫生、躯体卫生”，“要想健康，首先要搞好心理卫生，寻找心理上的平衡。‘文革’中，我受到过不公正待遇，心理当然不平衡。但我尽量寻找平衡，不去想那些过去的不愉快的事儿。人总得向前看。”

是呀，“人总得向前看”，如果老是让自己生活在悲观和失望之中，这样的人是注定不会健康和幸福的。尤其是上了年纪的人应该甩掉“夕阳”的困惑，争取牵牛花（清晨开放）的芳香。只要我们用乐观的心态对待我们的身体，我们的身体就会回报我们以健康。

大家要牢记：心态好，才是真的好，好心态总是与健康结伴而行的。

防病于未然才是关键

虽然，“亡羊补牢”为时不晚，但毕竟已经丢了“羊”，换句话说：当我们的身体已经不堪重负而不得不去看医生时，我们已经付出了沉重的代价，有时甚至无可挽回。所以，防病于未然，治病治未病，这才是最实用、最省钱的治病方法。

“当年你的身体那么差，大家都叫你‘芦柴棒’，现在你的身体这么好，诀窍在哪里？”李东升开始探究我的健康秘密。

其实，我没有什么诀窍，归纳起来只有三句话：一是我很霸道，我的健康我做主；二是，我很小气，不让医生挣我钱；三是，我很落伍，相信中医，看了不少中医书籍，比如《黄帝内经》、《伤寒杂病论》、《神农本草经》《千金翼方》、《本草纲目》《铜人针灸经》等等，以及一些偏方秘笈，经常翻翻，琢磨琢磨，从中摸索出一套不花钱或少花钱的保健和调理方法，我的身体从中受益，登上了健康快车，不仅如此，我还让数以万计的患者从中受益，恢复了健康。

李东升有些不信。

我对他说，这是事实，我还经常和华西医科大学的那些专家探讨临床病例，我拿到了从医资格证书，虽然，我还干着老本行，但只要我愿意，我还可以开诊所给别人治病。

李东升惊讶不已，继续追问养生保健的秘诀，甚至说，哪怕是旁门左道，也要教他几招。

我说，没有什么秘诀，也没有什么旁门左道，养生保健的关键在于防病于未然！

李东升有些为难，他说他公司的事那么多，工作那么忙，哪有那么多时间去防病于未然。

其实，他把问题想象得太严重了，“防病于未然”只是一种理念，并不是让他天天如临大敌去防病。有些养生家讲“好习惯，好身体”，我很赞成这个观点，只要我们养成了良好的生活习惯，比如吃饭不挑食、定时定量、起居有规律、睡前泡脚等，不熬夜，不酗酒，根据年龄阶段和身体需要，合理补充营养，适量锻炼身体，自然会神清体健。

身体强健，就等于为健康筑起了一道钢铁长城，疾病就攻不破我们的身体防线。就像我，自从登上健康快车后，我感觉生活充满了阳光，到处都是绚丽的春天。

生病是件痛苦的事，要想不生病，你就得防病，防于未生病的时候，不要等到生了病才来防，这是关键所在。我抓住了关键，所以我健康，我快乐！一句话，我的健康我做主。

其实，防病于未然，这个道理大家都懂，只是没有多少人在意，所以很多人一直在按照“累了才休息，渴了才喝水，病了才去医院”的生活轨迹，重复着不健康的生活。虽然，“亡羊补牢”为时不晚，但毕竟已经丢了“羊”，换句话说，当我们的身体已经不堪重负而不得不去看医生时，我们已经为此付出了沉重的代价，有时这样的代价甚至无可挽回。

蔡先生，55 岁，是某医学院教授、主任医师。他业务水平很高，工作非常繁忙，喜欢抽烟、喝酒，经常加班到深夜。平时单位里组织体检，他从来就不去。身体出现不适也是能抗则抗，实在抗不住，自己就买点药。前不久，他因突然剧烈腹痛，才去医院检查，竟是肝癌晚期。

蔡先生未抢在“亡羊”之前把“牢”修好，没有把握住保健的主动权，等发现病时，想康复已经不可能了。如果他能做到防病于未然，在“亡羊”之前检查“牢”，将“牢”修牢固，他的健康就不会流失。

目前，我国大众的健康意识相当薄弱，很多人缺乏“防病于未然”的理念，不少成功人士英年早逝，就是因为他们平常太不注重保养防病，他们本来可以活得更长，为社会多做一些有意义的事，但年纪轻轻就撒手人寰，留下孤儿寡母，甚至让白发人送黑发人，真令人惋惜呀，这既是对自己的不负责任，也是对亲人和社会的不负责任。

人的生老病死都有特定的规律，很多疾病初起时并无特殊症状，只有适时调理和保养，加强锻炼，定期检查身体状况，防病于未然，才能杜绝和减少疾病侵害的机会，将那些有可能发生的疾病扼杀在萌芽状态，从而提高生命质量，享受健康、谐和的生活。

相反，如果我们不重视防病于未然，不能做到拒病于身体之外，纵容我们的健康状况恶化，等到小病酿成大疾再去求医问药，所谓“船到江心补漏迟”，那时，不但身体要遭灾受罪，还要为此花掉好大一笔医药费，有时花了钱还治不好病，落得个人财两空。

健康是自己的，生命是最宝贵的，我们要想长命百岁，一定要永葆健康，牢记防病于未然，并付诸行动。

病是七分养三分治

把青蛙倒进烧开的沸水里，它会跳出来，死里逃生。把几只青蛙放进温水锅里，慢慢加热，直至烧开，没有一只青蛙能逃生。如果我们把青蛙比做“病痛”，当他处于活跃期时，要想一下子根除它，那是不容易的，尤其是那些

慢性病。把青蛙放进温水锅里慢慢加热，其实这是“养病”，只有“养”好了，才能彻底根除它。

李东升赞同“防病于未然是健康的关键”这种说法，不过，他仍旧顾虑重重，他说他已经病得很厉害了，现在才谈这些，是不是有些太晚。

我沉默了半分钟，回复他说：“我明白你的意思，但‘亡羊补牢’为时不晚，一方面，保养、调理、锻炼是帮助你康复的关键；另一方面，你现在的身体很弱，长期服药所引发的副作用正侵害着你的身体，这有可能引发其他疾病，因此，“防病于未然”对你依然适用。”

我给李东升提出了分三步走的康复建议：

第一步，防止再出现其他病症；

第二步，想办法强身健体；

第三步，配合着第二步治疗，循序渐进，达到康复的目的。

说白了，病例是三分养，七分治，养病是治病的关键。

……

我在与李东升聊天的同时，还有好几个网友向我咨询治病的事，因忙于和李东升说话，我一直都没及时回答。李东升下线后，我逐一为这几个网友解疑释难，一直到晚上十一点钟，才关电脑睡觉。

晚上十一点是人一天中气血最低潮的时候，到了这个时刻还不睡觉的话，是很伤身体的。我一直很注意善待自己的身体，一直遵循在十一点前睡觉。

躺在床上，想到这些健康出现问题的网友们不重视“养病”，我的心情久久不能平静，这让我想起了我曾诊治过的一个病人王德全。

王德全在十年前出现血尿及蛋白尿症状，为了治好病，他奔波于全国各大医院，去过南京、北京、河南等地，重复地做各种检查，每天药不离口，偏方也吃了不少，花了几万块钱，病情却并无多大好转，最后又导致肾功能不全，真是苦不堪言。

没有办法的王德全经朋友介绍找到我，站在我眼前的王德全，身体已经不成形，只剩下皮包骨，说话有气无力，一看就气血不足。

病情如此严重，我也不能随便开药，只开了几副补药，说是补药，其实也是很常见的药材，价钱很便宜。我对他说："你回去好好休息一下，坚持生活有规律，心态要平和，照常上下班，然后每两个星期到我这里来一趟。"

王德全将信将疑地离开了。两个星期后，他又来找我，我给他开了一个食疗的方子，让他回去照方子做菜吃。

这样往返三四次后，我对王德全说："你的病基本好得差不多了，但你还要吃一段时间的补品，也就是我前段时间给你开的那几副药。"

王德全很惊讶，根本不信。我让他去找一家医院检查，结果他的蛋白尿已基本消除。

慢慢地，王德全彻底康复。

病是三分治七分养，这一"治"一"养"，很符合辩证法。中医治病崇尚辩证施治，通过"养"、"治"结合，达到根除病痛的目的。我们曾听说过温水煮青蛙的故事，把青蛙倒进烧开的沸水里，它会一下子跳出来，死里逃生。

可是，把几只青蛙放进温水锅里，慢慢地加热，直至烧开，没有一只青蛙能逃生。如果我们把青蛙比做"病痛"，当他处于活跃期时，要想一下子根除它时，是很不容易的，尤其是那些慢性病。把青蛙放进温水锅里，慢慢加热，这是"养病"，只有"养"好了，才能彻底根除它。

根据我多年的养生经验，结合传统中医的治疗手段，我发现对于大多数患者来说，只要放松心态，好好调养，辅之以必要的治疗手段，只要不是什么不治之症，是能够根治的。退一步说，即使是不治之症，只要发现得早，早养早治，也能控制病情的发展，做到"带病也能寿彭祖"。

在此我必须再次提醒大家，千万不要迷信药物，还是那句老话，是药三分毒，药能救命，也能送命，服药治病是不得已的办法，只要能治病，能不服药，最好不要服药，一定要重视调养的作用。

保持健康的心态，凡事看开一些，少计较一些，疾病也会对你畏惧三分。在日常生活中，我们要调整好自己的心态，其实调整心态是一种行之有效的心理疗法，有句话叫“哀莫大于心死”，如果心都死了，这个人大概也就没救了。只要我们的心还活着，只要我们拥有一颗健康的心，笑对生活，死神也会被我们感化。相反，每日提心吊胆、忧心忡忡，病魔将会拍手称快，因为它们可以轻而易举地攻破我们的身体防线。

起居有规律，坚持适度的锻炼，早上起来练练操、跑跑步、做做深呼吸、打打太极拳，这样的运动方式，应该成为我们生活中的一部分，持之以恒，我们就会发现：原来我们的身体可以这样棒。

一日三餐是必不可少的，所以，饮食调养绝对是重中之重，食物是最好的药，药补不如食补，这是地球人都知道的道理。饮食调养首先要掌握好蛋白质的摄入量，一般成人每日每公斤体重0.8克左右，少年儿童可适度增加。其次宜选用富含维生素A、B及C的食物，如蔬菜、瓜果类等。当然，对于患者来说，首先要弄清楚自己有什么禁忌，哪些该吃，吃多少，哪些不能吃。

总之，只要牢记“七分养，三分治”，我们的身体就不会吃亏，尤其是患有慢性病的朋友，一定要牢记这一原则，要有打“持久战”的思想准备，其实，同病魔作斗争，最终战胜病魔，也是一个感受胜利、享受胜利的过程，时间长一点，不是坏事，只要能彻底驱除病魔。

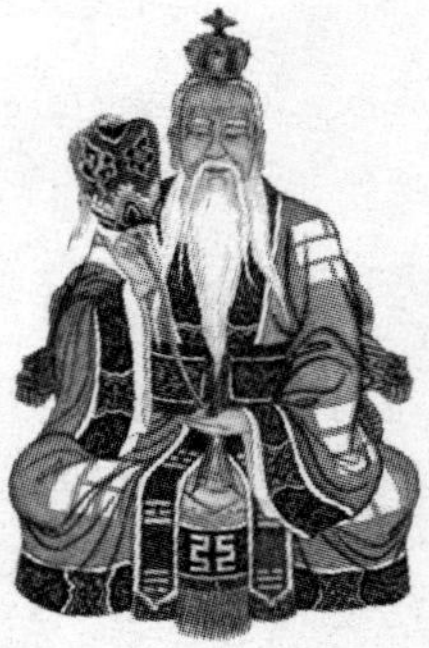

第二章 好习惯成就好身体

宋美龄活了106岁，至死，她的脸上也没有出现“寿斑”。她长寿的秘诀在于养成了良好的生活习惯，比如，每天临睡之前灌肠、按摩、喜食素食、喝白开水、每星期出去兜一次风、心情不好就找好友聊开心的话题……

其实，习惯不止决定性格，还决定健康，一个人能否健康长寿地生活一辈子，往往决定于业已养成的某些生活习惯。

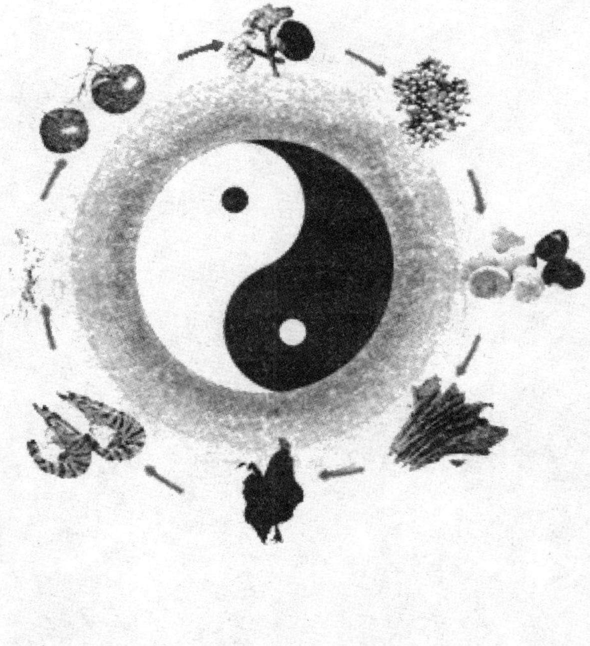

与李东升聊天后，我比以前更加忙碌，李东升不仅经常上线向我咨询健康问题，而且还动员亲友上线咨询，我的QQ几乎成了“健康咨询热线”。正所谓有朋自“网上”来，不亦乐乎。这些网友既有患者，也有健康人，还有不少亚健康者，总之一句话，在李东升的动员下，他们都开始关注健康。我对他们讲，关注健康，首先要从养成良好的生活习惯开始。

起居有常 身体自然棒

奉劝诸位，早起早睡，不要熬夜，尤其是那些爱打麻将的朋友，不要认为麻将桌上很刺激，越刺激，你的健康透支就越多。有些朋友黑白颠倒，白天休息，晚上工作，其实，这对你的身体没有好处，工作固然重要，但如果身体都没了，还要工作干什么。

李东升跟我聊了几次后，开始发动他的老婆和其他亲友一起上线，听我讲那些治病不花钱的秘方。

我从起居聊起，虽然内容枯燥，他们却听得津津有味。

起居，说白了就是指“作息”，也包括平常对各种生活细节的安排。所谓科学起居，就是指起居要有规律，劳逸结合，符合养生法则。

传统的医家和养生家认为，一个人要想健康长寿，必须做到起居有常，即有规律。《黄帝内经》说“上古之人，其知道者……饮食有节，起居有常，不妄劳作，故能形与神俱，而尽终其天年，度百岁乃去”，“起居无节，故半百而衰也”。纵观那些长命百岁的老人，尽管他们有各自的养生侧重点，但他们都有一套符合生理要求的作息制度，做到了起居“有常”。

为什么要做到起居有常呢？因为自然界的阳气变化是有规律的，而人体的阳气变化也是随着自然界的阳气变化而变化。比如，天亮时人的阳气开始活跃于体表，中午阳气最旺盛，太阳偏西时体表的阳气开始向内收敛，汗孔固闭，日落之后阳气藏于体内。因此，人的体温也会随着时辰的推移而发生相应的变化，并在一日之内出现最高值和最低值。例如，清晨人体温度最低，黄昏最高，一般说来，健康人的体温在24小时内可有1℃左右的变化。这种变化或许不易觉察到，却实实在在地存在着。如果说自然界是个大宇宙，那么人体就是一个小宇宙，两个宇宙是互相感应的，就像地球必须要围绕太阳公转，才能实现自转一样，小宇宙的变化必然要和大宇宙的变化保持一致，才能使身体的各种机能保持正常。因此人的生理变化是有规律的，例如，血压和血液中白细胞的数目都具有节律性的变化，血糖指标、排尿量和尿中特殊化学成分每天都在有规律地变化。正是如此，科学家们深信，人体内的任何化学变化和物理变化都具有节律性，这是小宇宙服从大宇宙的结果。如果两个宇宙的运动变化能保持一致，那就实现了“天人合一”，这是生命的和谐状态，这样的状态无论是对自然界还是人体来说，都是健康的。

可见，健康长寿的关键，在于使人体的阳气运行与自然界的阳气运行保持一致，要做到这一点，最好的办法就是起居有常，奉行“日出而作，日没而息”的作息制度。

只要我们做到了科学起居，就能从大处着手，实现劳逸结合。一个人不能过于安逸，也不能过于劳累。过于安逸，会导致经络阻塞，滋生疾病；过于劳累，“劳则气耗”，同样容易生病，所以，高明的养生家都比较推崇“常欲小劳”，而不是“学而不殆”。

所以，我奉劝诸位，早起早睡，不要熬夜，尤其是那些打麻将的朋友，不要认为麻将桌上很刺激，越刺激，你的起居就越失常，健康透支就越多。有些朋友黑白颠倒，白天休息，晚上工作，似乎觉得只有这样做，工作效率才最高，其实，这对你的身体没有好处，工作固然重要，身体更为重要，要是身体都没了，还要工作干什么。希望大家不要违背人体生理变化的节律，科学起居，为自己打开健康绿灯！

当然，科学起居并不仅仅体现在时间上，还体现在个人细节上，比如注意个人卫生，经常保持手、面与口腔的卫生，每日刷牙，饭前便后洗手，适时地洗澡。需要说明的是，老年人洗澡不宜过勤，否则容易皮肤干燥、发生瘙痒症。此外，大家还要注意适时增减衣服，保持体温等，不要受热，也不要着凉。

合理睡眠 体健身又强

对于很多人来说，睡眠是个很头痛的问题，他们很累，渴望通过睡眠来消除疲劳，但他们往往失眠多梦，睡眠质量不高。睡眠质量不高，身体的各种机能会下降，免疫力也会跟着下降，疾病不期而至。

李东升夫妻的积极性很高，对那些枯燥的健康话题兴致很浓。

他们说，听了我的“讲座”，受益匪浅，希望我把健康的话题进行到底。我们今晚的话题是好好睡觉，提高睡眠质量。

睡眠，是一种自然的休息方式，它能保护大脑皮层的细胞，使其免于衰竭和破坏，使神经组织在觉醒时消耗的能量能得以恢复，从而有效地维持身体的各种机能。

中国传统的养生家都非常重视睡眠质量，据《丹渊集》记载，陈抟老祖将锁鼻术和他原有的气功配合修炼，最终练成“睡功”，最后还练就了返老还童之术。可见，高质量的睡眠有利于身体健康。

对于不少现代人来说，睡眠是个很头痛的问题，他们很累，渴望通过睡眠来消除疲劳，但他们往往失眠多梦，睡眠质量不高。这让他们感到非常苦恼。要解除这些人的苦恼，必须从睡眠方位、姿势、时间、习惯以及禁忌等方面着手。

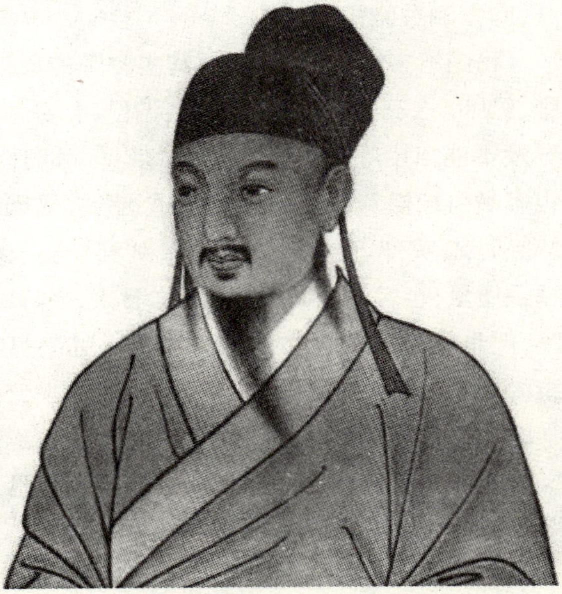

唐代医学家——孙思邈

首先,睡眠的方位对睡眠质量是有很大影响的,我们的古人早就意识到了这一点,并根据“天人感应”的理论提出:春夏阳气当旺,东方属阳主升,睡眠时头应向东,以应升发之气;秋冬阳气潜藏,西方属阴主降,睡眠时头应朝西以应潜藏之气。唐代医学家孙思邈在《千金翼方·道林养性》中说“凡人卧,春夏向东,秋冬向西”。后来,有养生家提出春季头向东,夏季头向南,秋季头向西,冬季头向北,所谓“秉旺气”。近代又有人提出,人大脑的磁场和地球磁场是一致的,按照同极相排斥、异极相吸引的法则,睡觉宜头南脚北。这些都是前人对睡眠方位的一种理解,虽然彼此都无法驳倒对方,但有一点可以得到印证:有人在武汉市第一人民医院作过脑血栓的形成与患者床铺摆设方向的关系调查,发现北向卧的老人,其脑血栓形成发病率要高。这大概印证了磁场说吧。因此我个人倾向,尽量避免北向睡,其他方位习惯了,就不要随便调整。

至于睡眠姿势,也颇有讲究。孙思邈在《千金翼方·道林养性》中说:“曲膝侧卧,益人气力。”希夷安在《睡诀》里说:“左侧卧则屈左足,屈左臂,以左手上承头,伸右足,以右手置右股间。右侧卧反是也。清代养生家曹庭栋在《老老恒言·安寝》认为,刚吃完饭宜右侧卧,除此以外,向左侧右侧皆可。

我们不去讨论谁是谁非,其实睡卧的最基本姿势有三种:俯卧、仰卧、侧卧。这三种方式都有缺憾:俯卧时,身体上半部的重量压在胸部,导致不能自由呼吸,容易引起噩梦;仰卧时,手很容易压放在心窝处,也容易引起噩梦,而且耳根往后坠缩,容易因呼吸不畅而引发鼾声;左侧卧时,心尖部容易受压,如耳朵贴到枕头上会听到心跳的声音,影响睡眠质量,也容易导致做梦。这样看来,最好的睡眠姿势似乎是向右侧卧,但也有科学家研究指出,70%的心脏病患者都是向右侧卧的,而健康的人向右侧卧只占 14%。对比来对比去,究竟哪种睡眠姿势是最科学的呢?我们认为,人在睡眠过程中,睡姿不一定要固定不变,不管选择哪种睡姿,睡着了都要翻身,只要有利于迅速入睡,只要睡得自然舒服,哪种睡眠姿势都可以。

接下来,我们谈谈睡眠习惯和睡眠时间,这两者直接关系到睡眠质量的好坏。科学研究表明,长期睡眠不好的人容易衰老,几乎所有长寿的人都有良好的生活节律和睡眠质量。在我国，最适宜睡眠的时间是晚上九点、十点至次晨的五点、六点。要想健康长寿，就应坚持按时睡觉，按时起床，形成固定的节律。

一个人到底应睡多长时间，才能保证睡眠质量呢？这要根据不同的年龄阶段来定。一般而言，婴儿的睡眠时间较长，一天需要十几个小时，伴随着成长的步伐逐步减少；儿童的睡眠大约需要九个小时；成年人的睡眠 8 小时足矣；而老年人的睡眠只需要 7 小时就行。睡眠时间过长或者过短，都会危及到健康，不利于长寿。

当然睡眠是个很复杂的事情，要想保持高质量的睡眠，还要注意一些睡眠禁忌。在此，我不妨列举一些古人的睡眠禁忌：

一、睡眠不可仰卧；

二、睡眠不可忧虑；

三、睡前不可恼怒；

四、睡前不可进食；

五、睡卧不可言语；

六、睡卧不可对灯；

七、睡时不可开口；

八、睡前不可掩面；

九、卧处不可挡风；

十、卧处不可对火炉。

一句话，吃得好，睡得好，心宽体胖，身体健康。不早了，要想健康，赶紧洗洗睡吧！

顺时着衣 防病又护体

年轻人喜欢扮酷，冬春时节穿衣少，这对身体是非常有害的。其实，穿衣脱衣都很有讲究。有两个细节必须要注意：其一，大汗之时不能脱衣；其二，大汗后要及时换衣。

李东升的老婆高春燕经常失眠，听了我的睡眠理论后，感触很深，对我的养生和保健理念更感兴趣，接下来，她要求与我视频。

在视频里，李东升活脱脱是一副病猫的样子，高春燕不愧是当年的“厂花”，虽然上了年纪，但岁月还是无法抹去她的美丽。不知这是不是南方人特有的生活习惯，这么大把年纪了，可视频前的高春燕还穿着露肩的睡裙。她的气色并不好，有些病态和疲态，一看就知道她体内的寒湿之气太重。

我说：“嫂子，你的气色不太好，晚上寒重，不宜穿这种露肩衣服。”

我顺势把“穿衣”变成了今晚的话题。

说到穿衣，女同志们几乎都很感兴趣，没事就去逛逛商场，碰到中意的衣服，往往要买一件。她们买衣服，不但要追求质地、面料，还要讲究款式，赶时髦。例如许多女性为了美丽时尚，对露肩、露腹、露腰、露腿的服装情有独钟，殊不知，这样的款式并不适合所有的女性，尤其不适合那些体内寒重的女性，这样的穿着，只能让她们体内的寒湿之气更加严重，从而使血液循环变得缓慢而滞涩，一旦血液不能达到四肢皮肤的末梢，就会造成手脚冰冷，皮肤色泽发暗，长此以往，皮肤上容易长出斑点和皱纹，还容易造成肠胃的消化吸收能力下降等等。可见，“要风度不要温度”的穿着，虽然赢得了时尚，失去的却是健康。

在穿衣这个问题上，我们应该学学古人。古人养生对穿衣是非常讲究的，他们认为衣服的质地应轻柔保暖，大小适宜，穿衣、脱衣都要根据时令的寒湿冷暖而定，所谓“先寒而后衣，先热而后解”(《彭祖·摄生养性论》)，即冷了才加衣，热了才脱衣。不仅如此，他们还认为穿衣不宜过暖，否则容易受邪致病。南朝著名养生家陶弘景在《养性延命录·教诫篇》里说“彭祖曰：重衣后褥，体不劳苦，以致风寒之疾”，意思是衣服过暖，机体缺乏耐受风寒的锻炼，反而会使得抗邪防病的能力减弱。至于老人或者身体比较虚弱的人，由于对寒热的耐受性较差，则应该在寒冷时适当穿厚一点，炎热时，适当穿薄一点。

一句话，穿衣、脱衣要根据四时冷暖而定，现在有些年轻人喜欢装酷，在冬季和春季尽量少穿衣服。这对身体是非常有害的。春季阴寒未尽，阳气渐生，因此早春宜减衣不减裤，以助阳气的生发，暮春也要循序减少衣服，不可暴减。夏季尽管炎热炽盛，但仍宜着衣护胸护背，尤其是年老体弱之人。秋季气候转凉，要注意加衣，虽有“春捂秋冻”之说，但对于年老体弱和体内寒重之人来说，是不宜秋冻的。冬天寒冷渐

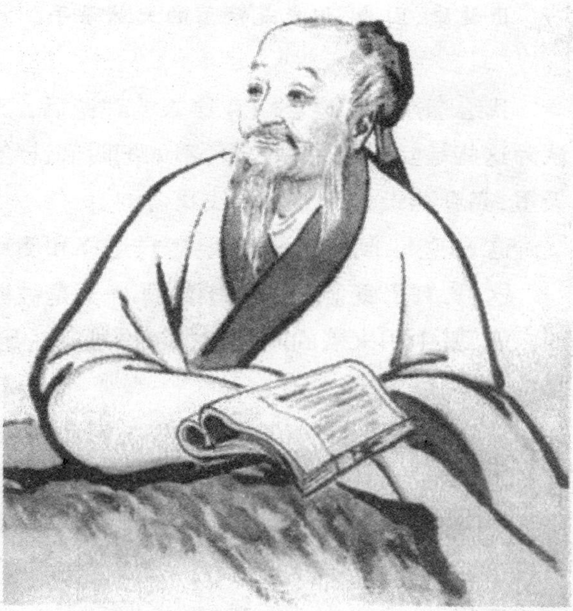

南朝养生家——陶弘景

盛，应随着气温降低逐渐加衣，切忌一次加得过多。元代养生家丘处机在《摄生消息论·冬季摄生消息论》里说冬季“宜寒甚方加棉衣，以渐加厚，不得一顿便多，唯无寒而已。”

还有两个细节必须要注意：其一，大汗之时不能脱衣。大汗虽热，但急着脱衣易遭风寒邪气侵袭，导致风寒湿毒之类的病。孙思邈在《千金翼方·道林养性》里说“凡大汗勿脱衣，喜得偏风半身不遂。”意思是说，大汗时最好不要脱衣，否则容易得偏风症和半身不遂之症。其二，大汗后要及时换衣。汗后腠虚，湿邪之气容易侵入体内，从而导致疾病，老年人体质较弱，免疫力差，尤其要注意。所以，孙思邈说“湿衣及汗衣皆不可久着，令人发疮及风瘙。”(《千金翼方·道林养性》)，即湿衣服和被汗水打湿的衣服，都不能久穿。

当然，脱衣与穿衣也要因地域而异，正如曹庭栋所说：“北方语：若要安乐，不脱不着。南方曰：若要安乐，频脱频着。”(《老老恒言·燕居》)这是非常实用的经验之谈。

听我讲完，高春燕说，她多年来穿衣服主要考虑的是美观，很少从健康角度考虑穿衣问题，并说她得赶紧去加件衣服，要“顺时着衣”。

用好被褥 健体又舒服

被褥要保暖轻柔，最好宽大一些。棉絮板结的被褥最好不要使用，应适时翻弹。不要忘记经常晒被褥，晒被褥可以晒出健康，因为，阳光是病菌的天然杀手。

我给李东升的老婆讲完穿衣的理论后，李东升好几天没上网，他认为这些是女人们关心的事，不如把时间让给女人们。在接下来的几天里，高春燕天天晚上上网找我咨询。

这天晚上，高春燕又问我：怎样选择和使用被褥？

这里，有个概念先需要澄清，即什么是被褥？就是睡眠时用来保暖的东西，其中用来盖的叫"被"，俗称"被子"，用来垫的叫"褥"，俗称"褥垫"。

从养生和保健的角度讲，选择被褥和穿衣同等重要。对被褥的选择有一个总的原则：保暖轻柔，最好宽大一些。

中医养生理论认为，生命要有活力，必须要有充足的阳气，所谓阳气，就是我们通常所说的元气。人体的阳气会随着寤寐而发生沉浮出入的变化。一个人白天入寐(即进入睡眠状态)，则阳气浮出体外，护卫肌肤；夜晚入寐，则阳气沉入体内，温煦脏腑。到了晚上，人们入睡后，阳气归于体内，因而护卫体表的功能减弱，肌肤很容易被风寒之邪侵袭，所以，睡觉时，必须保暖御寒，这就要求我们慎重地选择被褥，尤其是被子，不但要保暖，被絮还要轻柔宽大，这样既能贴身防寒，还能减轻对身体的压力，有助于机体的气血流畅，提高睡眠质量。此外，被絮宽一些还可以折叠，这样即使睡着了爱翻身，也能转动方便，不至于着凉。

有些农村家庭的被褥用了多年，棉絮板结，还在继续使用，这很不利于健康。板结的棉絮不松软，透气性差，保暖性差，应该适时翻弹。

现在，我们来说一下褥垫。有些人比较爱惜褥垫，喜欢在褥垫下铺一层油布等物，这是很不好的习惯。因为，油布等物不透气，不但不能收湿，反而会使湿气下聚，使人患上湿痰痛痹之症。这一点，我们的古人早就意识到了，曹庭栋在《老老恒言·褥》中说："用油布单铺褥底，晨起揭褥，单上湿气可证，油布不能收湿气。《华南经》曰'民湿寝则患腰疾偏死'，此非湿寝，然每夜如是，受湿亦甚，必致疾。"所以，古人大多主张用毡或者其他收湿保暖性能较好的东西铺床，避免患上腰腿湿气等疾病。这一点是值得我们借鉴的。

要想被褥长期松软保暖,应该勤晒。《老老恒言·褥》指出:“阳光益人,且能发松诸物,褥久则卧实,隔两三宿即向阳处晒之,勿厌其频,被亦然。不特棉絮加松,终宵有余暖,受益确有明验。”古人这种看法是非常有道理的,虽然,现代人工作和生活节奏快,两三宿晒一次被褥不太现实,但十天半月晒一次总是可以的。晒被褥不但可以干燥驱湿,使受热棉絮膨胀,空隙变大,变得轻松有弹性,不易散热,盖起来舒服,而且还可以杀菌消毒,因为阳光是病菌的天然杀手。

“对,每逢晒棉絮那天晚上,我都睡得格外舒服!”高春燕说。

备好床铺 疲劳易消除

有些追求时尚的年轻人,在挑选床时,总是专注于床的款式和档次,很少从健康角度考虑。其实,款式新、价格贵未必就好,有利于健康才是最好的。其实,床应宽大,硬度要适中,最好选用木板床,摆放位置也挺有讲究。

讲完了被褥与健康的关系,高春燕兴致正浓,又问我如何选择和使用睡床。

床,这可有得聊的,走进家具市场,五花八门的床会跃入你的眼帘,各种档次的都有,好点的床价钱可以上万。这也难怪,一个人每天有三分之一的时间要和床打交道,要是床太差了,也太委屈了自己。不过,从健康的角度讲,未必价钱贵就一定好,有利于健康才是最好的。

有人根据人体解剖生物学的原理,对床的构造进行了研究,发现人睡在不同的床上,其脊椎会发生不同程度的改变,天长日久,脊椎的改变一旦定型,将引起腰背肌肉的劳损,发生疼痛,或者使患者原有的劳损症状加重。所以要想健康长寿,必须保住脊柱的正直,改善脊柱的生理弧度,这是治疗腰背劳损的重要措施之一。要做到这一点,必须选择合适的睡床。

在选择睡床时,我们首先要考虑床的硬度。床的硬度要适中,最好是用木板床。北方人喜欢用炕当床,这无可厚非,但炕上最好要铺垫10 厘米左右的棉絮,以避免床板过硬,否则,过硬的床板因缺乏对人体的缓冲力，很容易导致睡眠时转侧过于频繁，多梦易醒，周身酸痛，影响睡眠质量，不利于消除疲劳。当然，床也不宜过软。软床可使脊椎侧弯，造成腰部劳损，尤其易使骨质疏松、骨关节进行性变形的老人以及腰部劳损和关节炎患者病情加重。对那些活动不灵的老年人来说，睡软床翻动很不方便，特别是脊柱弯曲的人，睡软床更不合适。

床的宽度和长度也有讲究。选择床时，床要宽大。床宽大，睡时可以随意伸缩转动，有利于气血流通，筋骨舒展。正如《老老恒言·床》中所说“《眼虔通俗文》曰：八尺曰床。故床必宽大。”

床的高度也不能忽视。一般说来，床低矮一些较好，低矮一些，起卧都很方便，尤其是对老年人来说，更为重要，因为，睡觉是老年人的主要休息方式，老年人年迈体衰，起卧不便，假若床太高，起卧都要耗费较大的力气，影响正常的休息。当然，也不能过于低矮，过于低矮，难以避免风湿之气，否则要厚铺床垫，勤晒保干。一般而言，床的高度与成年人用的凳子、椅子的高度大体相当，是比较适宜的。

除了上述方面外，床的摆放位置也是需要注意的，冬春应置于避风之处，但一般不要靠墙，如果靠墙，一定要注意防潮。《老老恒言·床》中所谓“安床着壁，须杉木隔之，杉木质松，能敛湿气”，讲的就是这个道理。夏秋时节，床应移至通风清凉处，以避免睡觉时受热，这正如《老老恒言·床》所说：“盛夏暂移床于室中央，四面空虚，即散烦热。”总而言之，床的摆放位置应随着季节的变化而变化。

现代人尤其是城里面有些追求时尚的年轻人，在挑选床时，总是专注于床的款式和档次，很少从健康角度考虑。这其实是一种误区，一定要引起注意。

枕头虽小 保健不可少

枕头的高度大体与一个肩膀的宽度相当，应尽可能长一些，理想的长度等于床的宽，枕内填充物一定要柔弱。一般人只要没病，就没有必要睡药枕，毕竟是药三分毒，谁愿意卧室里弥漫着药味？

又到了晚上，高春燕上线就问我“枕头”的话题。

聊到这个话题，我可有心得。

枕头对人体健康的影响，远远要比被褥和床明显，其实，枕头还是常见的治病工具。我就用枕头给人治过病。

我的岳父曾患有高血压，需要不间断地治疗。当时，我们夫妻的工作都比较忙，无法每天为他进行食疗和按摩治疗，他的体质比较差，选择采用药疗也不是长久之计，因为，“是药三分毒”，时间长了，他的身体吃不消。思来想去，我想到了一种简单的治疗方法，就是给他配一个药枕。

我找了些桑树叶、干菊花、干绿豆皮，将老岳父枕头袋子里的蚕沙全部倒掉，然后将上述东西装了进去。岳父有些不明白，责问我为什么要拿他的枕头撒气。我说，我不是撒气，我想用这种方法治好他的高血压。

后来，老岳父的血压恢复正常，高血压的症状消失。从此，我的药枕头出了名，他到处替我宣扬，让我再做几个，他拿去全送了人。

“真的这么灵吗？给我也做一个，我的头不时痛。”高春燕说。

“没问题，等我有时间，找到了材料，给你做两个寄过去。”

……

药枕的事告一段落，我把话题转到了普通枕头上，因为，一般人只要没病，就没有必要睡药枕，毕竟是药三分毒，谁愿意卧室里弥漫着药味？

枕头的高度是有说法的。到底多高为合适呢？曹庭栋在《老老恒言·枕》中说：“高下尺寸，令侧卧恰与肩平，即仰卧亦觉安舒；太高太低均不利于健康……太低则项垂，阳气不达，未免头目昏眩；太高则项屈，或致作役，不能转动”。也就是说，枕头的高度大约是一个肩膀那么宽，过高过低，都不利于健康。

枕头应该要多长呢？我们的古人最推崇睡长枕，在电视剧里，我们看到古人的枕头其长度几乎与床的宽度差不多。枕头长，人在睡觉时可以自由辗转反侧，保持气机通畅，提高睡眠质量。

枕头内部的填充物是非常讲究的，它直接关系到脑的健康。在古时候，枕内的填充物比较丰富，有菊花、绿豆皮、茶叶、通草、芦花、柳絮、中药等，现代人的枕内填充物也是五花八门。到底哪一种好，没有统一的标准，有人觉得枕藤枕、瓷枕、石膏枕舒服，这也要因人而异。一般来讲，填充物必须具备“质地柔软”这个标准，只要有益于健康和提高睡眠质量，每个人都可以根据自己的习惯随意选择质地柔软的东西。

据说，还有一种专门为老人配置的枕头，即“耳枕”。这种枕头市场上没有卖的，仅仅存在于记载中。据《老老恒言·枕》载：“侧卧耳必有枕，老年气血易滞，或患麻木，甚且作痛，办耳枕，其长广如枕，高不过寸，中开一空，卧时加于枕，以耳纳入。耳为肾窍，枕此可杜耳鸣耳塞之患。”由此可见，这种枕头也仅仅是常用枕头的附置物而已。

一句话，在日常生活中，我们最好是选用质地柔软的长枕头，至于药枕，那得根据患者的病症，对症下药，选用合适的药材，否则，随便选用药材，很可能会引起其他病症。

戒掉抽烟 堵住病之源

烟草里至少含有1 200多种致癌物质，比如尼古丁、苯并芘、砷、焦油等等，有人还做了一个实险，结果显示：一支烟里所含的尼古丁，可以毒死一条狗。据调查发现，一天吸烟20支以上的，比不吸烟者少活8.3年，冠心病发病率比不吸烟者多3.5倍，死亡率比不吸烟者高5倍。

这天晚上，李东升夫妻都上线了，高春燕说：“老夏，我们家老李老是戒不了烟，你看身体都这样了，你劝劝他吧！”于是，今晚的话题变成了“吸烟有害健康”。

抽烟对健康到底有多大危害？这不好回答，因为，全世界的烟民是一个庞大的群体，烟民中也有长寿的人，在农村，有很多老年人还有抽旱烟的习惯，身体也不错。不过，这并不意味着吸烟的危害不大。

现代医学研究表明，吸烟是导致许多疾病的根源，它能损害人体的各种生理机能，干扰机体的防御功能，使机体免疫力下降，使人对疾病的易感性增加。世界卫生组织宣布，在工业发达国家，人们的死亡有 20%是因为吸烟直接或者间接导致的。日本人在本国也做了大规模的调查，调查显示，日本吸烟者的死亡率比不吸烟者高 22%。

有人对 20 岁至 30 岁的成年人做过调查统计。其结果是：十年后追访死亡率，不吸烟者占 9%，吸烟者占 19%，二十年后追访死亡率，吸烟者占 66%，不吸烟者占 38%，三十年后追访存活率，不吸烟者占 66%，吸烟者仅仅占 46%。这一结果是令人震惊的。

由此可见，吸烟有害健康是毋庸置疑的。吸烟到底有哪些害处呢？

美国曾经对 1 056 名男性身体做过调查研究，结果发现吸烟引起的身体变化最明显的是心肌内小动脉内膜纤维增厚，晚期呈玻璃样状，严重影响心肌供血。

吸烟能使血管发生收缩，不利于血液流通，继而导致冠状动脉收缩，产生心绞痛，尤其是四肢末梢血管收缩还可致栓塞性脉管炎。据调查发现，一天吸烟 20 支以上的，比不吸烟者少活 8.3 年，冠心病发病率比不吸烟者多 3.5 倍，死亡率比不吸烟者高 5 倍。

此外，烟草里含有多种致癌的化学物质，有人做了粗略统计，这样的物质至少有 1 200 种，比如尼古丁、苯并芘、砷、焦油等等，所以吸烟者的肺病发生率比不吸烟者高达 100 倍，世界卫生组织更把肺癌患者的增加归罪于吸烟。

千万不要小看了烟草中的那些有害物质，比如尼古丁，它对消化道的负面影响就很大，可导致胃肠道运动和分泌功能的障碍，继而引发溃肠病，使消化功能减退，并使肝细胞的需氧量增加。因此，吸烟与迁延性肝炎和慢性肝炎关系密切。有人还做了一个实验，结果显示，一支烟里所含的尼古丁，可以毒死一条狗。

烟草燃烧所产生的烟雾很容易引起咽喉气管、支气管等器官的慢性炎症，最后导致支气管扩张，引发肺心病等。长期吸烟还会导致慢性一氧化碳中毒，引起肾上腺分泌过多，使血压上升，血胆固醇升高，妨碍血红蛋白与氧的结合，大大降低机体的免疫力。

因此，一个对自己健康负责的人，是不应该与烟草结伴而行的。戒烟可以堵住某些疾病的源头，避免心肺功能受到不良影响，减少各种疾病的发生，增强个人的抵抗能力，延缓衰老时间。所以，“饭后一支烟，赛过活神仙”，这话是骗人的，大家千万不要当真！

适量饮酒 舒经又活脉

中老年人适量饮酒至少有三个好处:其一,活血顺气,通经活络;其二,胃口顿开,健脾补胃;其三,提高睡眠质量,减少尿频现象。只要不过量,酒就是个好东西。

"抽烟的危害我们明白了,那喝酒呢?"高春燕接着问道,因为,她的父亲很喜欢喝酒,而且酒量不小,每天要喝上半斤八两。

"喝酒不能同吸烟同日而语,到目前为止,我没有发现吸烟有什么好处,喝酒嘛,只要适量,对身体还是有好处的,比如舒经活脉。"

"你能不能给我说得详细一点!"

于是,我开始向他们兜售酒文化。

酒既是饮品,也是一味药。明代医学家李时珍说:"酒,辛者能散,苦者能降,甘者能居中而缓,淡者利小便,用为(经络)向导可以通行一身之表……少饮则活血行气,壮则御寒,遣兴消愁,避邪逐晦。"可以看出,这位伟大的医学家是很推崇饮酒的,认为酒是百药之长,适量少饮,有调通血脉,增进饮食,恢复疲劳,使人轻快等功效。

酒的主要成分是乙醇,饮后可使血管扩张,加快血液循环,故能兴奋神经,消除疲劳。酒通过对味觉、嗅觉的刺激,可以增加呼吸量和促进消化液分泌。所以饭前少量饮酒,可以健胃驱风,增进食欲;睡前小饮,可以消除肌肉紧张所致的疲劳,有助于睡眠;白天少量饮酒,可以兴奋神经,使精力充沛。

据哈佛医学院研究证明:每天饮酒不超过一两,有助于减少冠心病引起死亡的危险。因为酒精能增加血液中的高密度脂蛋白,并减少其低密度脂蛋白,从而降低由于脂肪沉积而引起的血管阻塞的几率。

对于老年人来说,少量饮酒至少有三个好处:

其一,由于老年人血气衰,血液流动缓慢,畏寒怕冷,腰酸腿软,易感疲乏,特别是在寒冷季节晚饭时饮上一盅,可以消除疲劳,活血顺气,通经活络,全身舒展;

其二,食量少或食欲不振,饭前饮一盅,可使胃口顿开,有健脾补

胃之功；

其三，老年人失眠和夜尿多，睡眠前饮一些，不但睡得香，而且可以减少尿频现象。

虽然饮酒对身体有益，但是，一定不要饮酒无度。

饮酒无度会导致酒精中毒，对于男性来说，过量的酒精随着血液循环流至生殖器，会刺激精子，使其发生畸变，或者使其活动力大大减弱。一旦受损的精子和卵子结合，发育成胎儿，胎儿出生后，往往会出现畸形或者智能低下。大家想一想，“诗仙”李白、“诗圣”杜甫的儿子都资质低劣，这是为什么？不可回避的是，两人都长期饮酒无度。

不仅如此，饮酒过度还容易引发胃炎和肝病。长期过度饮酒，酒精在肝脏中分解，容易造成脂肪肝和肝硬化，慢性酒精中毒还容易使心脏发生脂肪性病变，减少心脏弹性和收缩力，导致血管硬化、脑血管发生意外以及心律不齐。据统计，饮酒过度者的心血管疾病发病率高达59%，患消化道肿瘤的几率是不喝酒的人好几倍。数据进一步表明，酗酒的人死亡率比一般人的死亡率高出三倍，其中55%的人死于肝硬化，50%的人死于心血管疾病。

有些人认为，白酒的酒精含量高，啤酒的酒精含量低，所以多喝点啤酒没事，于是经常狂饮啤酒。这种认识是错误的。不可否认，啤酒是液体的面包，酒精含量不高，适量饮啤酒，对身体很有好处，但它终究是酒，过量饮用，同样会让人感到头重脚轻，长此以往，会造成脂肪堆积，使心脏膨胀，心功能受到损伤。

所以，凡事都要有个度，否则，过犹不及。酒虽然是个好东西，但过量就会适得其反，我们可以天天喝，但千万要适量。

合理喝茶 解毒又益寿

茶最初是被当作治病的药物发现的，茶能治病，很多常见病、慢性病都可以通饮茶调理、治疗，更重要的是，饮茶还有抗辐射、防癌治癌的作用，被誉为“延年之妙品，养颜之仙丹”

过了一段时间，高春燕对我说，她控制了她老爸的酒量，白天不让喝，晚上只让他喝二两。酒量是控制了，但老爸的嘴还是痒痒的，便拿茶撒气，一天要泡好几次茶。她问这样频繁喝茶是否会影响健康。

我说，茶是世界上的三大饮料之一，但它最初是被当作治病的药发现的，这说明茶能治病。相传说五千多年前，神农氏尝百草，日遇70毒，得茶而解，于是，得知茶能解毒。其后，经过了漫长的岁月，人们发现茶叶不仅能解毒，还有涤烦止渴、减肥轻身、消食化痰、怡神明目、消炎降火、延年益寿之功效。

现代医学研究表明，茶叶里含有丰富的蛋白质、维生素、脂肪、糖类、矿物质五大营养素。其中茶多酚、茶素、茶色素等俱有药用功效，所以茶是一种多维、低糖和多功能的价廉物美的饮料，饮茶能降低血压，防治动脉硬化，抗组织衰老，是延年之妙品、养颜之仙丹。

有人指出，茶叶具有抗辐射的作用。据日本京都大学的两位研究员的研究报告显示，在广岛原子弹爆炸中，长期有饮茶习惯的人存活率高，放射病也比不饮茶的人轻。科学家们还发现，茶叶中所含的多酚类物质能吸收放射性物质锶^{90}，甚至锶^{90}已深入骨髓，它也能将其吸出来。因此，在原子能时代，茶叶是最好的饮料。

更重要的是饮茶还能治癌防癌，茶叶中所含有的“茶色素”还能有效治疗动脉硬化。长期饮茶的人，高血压和冠心病的发病率较低，血压和胆固醇下降。

不过，饮茶虽好，但也要适度。过多饮茶，会使体内水分增多，加重心肾负担。尤其是在晚上，过多喝浓茶，会使人过度兴奋、心跳加快，出现尿频、失眠等症状，而且还容易使体内维生素B_1缺乏，影响对铁质的吸收。所以，凡是失眠或高血压患者不宜喝浓茶，尤其是老人，喝茶应以清淡为宜，切忌贪多贪浓。

一句话，饮茶也是一门学问，要达到养生保健的目的，应注意以下几点：

1、饮茶要适量，以清淡少饮为佳，不宜过浓。

2、老年体弱者少饮或者不饮为佳。因为这类人体虚血弱，长期饮用茶水，也会损耗元气。

3、失眠和高血压患者睡前忌饮茶。因茶中含有咖啡因和茶碱，对中枢神经有兴奋作用，稍不注意，就有可能会加重病情。

4、不饮冷茶。因茶属凉性，有滞寒聚痰之弊，特别是空腹冷茶，更是容易伤脾胃。

总之，茶是好饮料，只要科学饮用，它就会变成我们的健康使者。

闭目养神 静心一身轻

《黄帝内经》说："恬淡虚无，其气从之；精神内守，病安从来？"所谓"精神内守"，就是指静坐时闭目养神，不胡思乱想。它能驱除疲劳，恢复精神，增强大脑的活动能力和对外界反应的灵敏度。

又一次上线了，李东升一家人都在。高春燕说她母亲最近一段时间精神不好，体虚乏力，去医院检查，也没检查出什么病，这该怎么办？

我说，建议她老人家养成"闭目养神"和"静坐"的习惯。

所谓"闭目养神"，就是闭上眼睛，调理精神。它往往和"静坐"结合起来做。一个人在感觉有些疲倦和困乏时，静坐一会，闭上眼睛，放松四肢，往往能驱除疲劳，恢复精神。不仅如此，科学家们通过研究发现，像这样的静坐和闭目养神，还能增强大脑的活动能力，使其对外界的反应更为灵敏。

威斯康星大学的心理学专家们做过一次试验，试验对象是八位年龄在 34 至 64 岁的佛教徒，在过去的 15 至 40 年间，他们每天都进行了八个小时以上的打坐和冥想祷告。与他们相对应的则是十位健康的大学生志愿者，年龄在 20 至 22 岁之间，此前从未尝试过打坐或冥想，仅仅在一个礼拜前接受过简单的冥想训练。两组人员都被要求完全放松地进行慈悲怜悯的冥想，冥想者只需要产生类似的感觉，而不需要在大脑中描绘出具体的事物。

经过试验，专家们得出结论：那些佛教徒的大脑活动能力远远强于这些年轻的健康志愿者。他们还发现，静坐和冥想能使大脑在调节情绪时，更多地涉及与快乐相关的区域。换句话说，静坐并展开冥想，能够从身心两个方面合理地调节人体状态，有益于身体健康。

其实，中国传统的中医学是非常重视静坐和闭目养神的，比如《黄帝内经》就说："恬淡虚无，其气从之；精神内守，病安从来？"所谓"精神内守"，就是指静坐时闭目养神，不胡思乱想。这种方法的好处在于，它能集中注意力，使心神合一，通过冥想启动心理暗示，调整气息，疏通经络，激发自愈潜能，达到调理身心的目的。

当然，静坐和闭目养神也是有讲究的，在此，我想说两点：

1、静坐时需要考虑时间和地点。不要在饭前饭后半个小时内静坐，也不要在风口和开有冷气的空调房间中静坐；开始静坐之前，一定要做一些暖身活动，让身体的血脉充分畅通；冬季静坐时，要保持衣着宽松和暖和。

2、孕妇或一些特殊疾病的患者静坐时，要注意身体的一些特殊反应，比如后腿脚微麻这是正常现象。初次静坐者如果不能顺利入定，千万不要勉强，一定要顺其自然，等心情放松时再继续，不要盲目，也不要过于急躁。

当然，我们在日常生活中，静坐和闭目养神不一定要合起来做，躺在床上、散步、工作间歇时，也可以闭目养神，总之一句话，只要方便，你都可以因时因地而做，这对大家的健康是很有帮助的。

清晨一杯水 胃肠有动力

人在一天中应该饮用7~8杯水。"一日之计在于晨"，在清晨，尤其是在起床之后喝上一杯温开水，既能加快血液循环，又能使胃肠受到刺激，产生强烈的便意，排除体内浊物，为我们健康上好双保险。

"你讲的这个话题，我深有体会。我闲暇之余，也常常闭目养神，当然不是很正规，也就是靠在椅子上，闭上眼睛什么都不想。每次这样做，都感觉头脑特别清晰。今晚，我们的兴致很好，你再给我们讲一讲其他的吧。"高春燕说。

我说行，我们就聊一聊清晨喝水的话题吧。

水是生命之源，健康的机体必须保持水分的平衡，人在一天中应该饮用 7~8 杯水。“一日之计在于晨”，所以，我们要养成清晨起床后喝一杯水的习惯。

在清晨，尤其是在起床后喝一杯温开水，你的血液循环会加快，肠胃会受到刺激，产生强烈的便意，促使你将体内的浊物及时迅速地排除。

人体内有“三浊”，即“浊物”、“浊水”、“浊气”。如果“三浊”不及时排出体外，它们就会被挤进血液里，导致血液流通障碍，被迫通过其他途径排出体外，引发皮肤病等病症。科学家们研究指出，“三浊”是招惹病菌、形成疾病的最重要因素，体内“三浊”过多的人，往往也是最容易染上疾病的人。我们要想健康长寿，必须及时地排掉“三浊”。所以，清晨起床，漱口刷牙后，喝上一杯温开水，既能促进血液循环，又有助于排除浊物，可谓一箭双雕，为健康上了双保险。

早上喝水要注意以下几点：

1、要喝新鲜的白开水，不要喝果汁、可乐、汽水、咖啡、牛奶等饮料，也不要喝淡盐水。白开水是天然状态的水经过多层净化处理后煮沸而来，水中的微生物已经在高温中被杀死，开水中的钙、镁元素对我们的身体健康很有帮助，可预防心血管疾病。相反，汽水和可乐等碳酸饮料在代谢中会加速钙的排泄，降低血液中钙的含量，长期饮用会导致缺钙，而且饮料有利尿作用，清晨饮用非但不能有效补充机体缺少的水分，还会增加机体对水的需求，反而造成体内缺水。至于不能喝淡盐水，这是因为人在整夜睡眠中滴水未饮，而呼吸、排汗、泌尿等生理活动仍在进行之中，这些生理活动要消耗损失许多水分，喝盐水反而会加重高渗性脱水，令人口干舌燥。

2、要喝温开水，不要喝热开水，也不要喝冰冻的冷饮。因为此时胃肠都已排空，过冷或过烫的水都会刺激到肠胃，引起肠胃不适。而喝温开水，可尽量减少对胃肠的刺激，促进新陈代谢，增强人体的免疫功能。

3、不要猛喝，应小口喝。因为饮水速度过猛对身体非常不利，可能引起血压降低和脑水肿，导致头痛、恶心、呕吐。

一句话，早上一杯水，胃肠有动力，大家一定要养成这样的好习惯。

饭后百步走 活到九十九

当我们的身体活动减少时，胃肠的活动也会随之减弱，容易引起消化不良、便秘。饭后散步时，腹部肌肉的运动可以对胃肠进行有效的“按摩”，促进和改善胃肠的消化和吸收功能。

下午，高春燕打来电话，问我今晚是否有空，说她母亲听了我的健康“讲座”，很有收获，今晚要亲自跟我通电话。

晚上，电话铃响了，是高春燕打过来的，打过招呼后，她把电话递给了她母亲。

“大妈，您好，今天遛弯了吗？”

“刚遛了回来！你的健康‘讲座’很好！我们一家人都很喜欢听。”

“大妈晚饭后遛弯，这是好习惯，我们今晚就聊聊遛弯跟健康的关系吧！”

“好啊，天天走路，还不知道这跟健康有什么关系呢！”

“大妈，你可别小看遛弯呀，有句话叫‘饭后百步走，能活九十九’，遛弯就是散步。”

散步养生，这不仅是中国传统的养生家们所提倡的，国外也很流行这种养生方法，中国人说“饭后百步走，活到九十九”，而日本人则提倡“每天一万步”，以此达到健康长寿的目的。这是为什么呢？因为，长期坐着或站着工作的人，身体的下部容易容造成静脉淤血，不易流回心脏，从而导致腿胀、静脉曲张和痔疮等疾病。而通过散步，可以加强下肢肌肉的活动，有节奏地挤压静脉血管，促进血液循环，使血液迅速流回心脏，避免相关疾病的发生。

当我们的身体活动减少的时候，胃肠的活动也会随之减弱，容易引起消化不良、便秘。饭后散步时，腹部肌肉的运动可以对胃肠进行有效的“按摩”，促进和改善胃肠的消化和吸收功能。长时间坐着的人，肺的扩张会受到一定的限制，影响呼吸的深度，散步时，身体挺直不弓，胳膊摆动自由，会使肺的换气量大大提高，提高呼吸的深度。

有节奏地散步，还会对人的大脑皮层形成单调而反复的刺激，促进大脑皮层的抑制过程，使因工作而劳累的神经细胞得到充分休息。正因为如此，有些人还会在睡前散步，以此防治失眠。

当然，"饭后百步走"也有一些注意事项，尤其是饭后不宜马上走。

刚吃完饭，我们的胃正处于充盈状态，胃肠道要有充足的血液供应。饭后马上走，会让一部分血液集中到运动系统，导致消化道缺血，延缓消化液的分泌，使胃肠的蠕动减弱，不能正常消化，从而诱发功能性消化不良，影响对食物中营养成分的吸收。那些患有心脑血管疾病的患者最忌饭后马上行走，否则很容易引发脑血管疾病；如果是冠心病患者，则很容易发生心绞痛，甚至心肌梗死；高血压患者还会加重头昏、头痛等症状。所以，饭后散步，应遵循以下两点：

1、饭后20分钟后方可散步。这有助于促进胃肠蠕动、胃肠消化液的分泌和食物的消化吸收。健康人饭后散步，最好稍稍休息再慢慢走动，活动量要因人而异，以不感觉疲劳为宜；体质较差或体弱多病，尤其是患有胃下垂等疾病的人，饭后绝对不能马上散步，应平卧10分钟后再散步；患有心脑血管疾病的人不宜饭后活动；老年人应该避免在餐后、特别是饱餐后两个小时内进行锻炼。

2、除此之外，寒冷的冬季不适合饭后到户外散步，尤其是身体虚弱的人。

3、"饭后百步走"中的"百步"是个虚数，并非实数，具体要走多少步，要根据每个人的身体情况。一般而言，饭后散步的时间以10~30分钟为佳，体弱、年迈的人时间可以稍短一些，避免出现劳累的感觉，增加心脏负担；相反，平时缺乏运动、体重超标、消化不良、食欲不振的人应多走一些路。

4、最好的散步时间是晚饭后。晚饭轻松散步，对身体有很多好处，如果吃了晚饭就躺在床上，时间长了会造成体内杂物、废气的积存，导致疾病的发生。所以，根据个人体质，晚饭后稍事休息，轻松散步，放松一下心情，长此以往，可使身体健康，延年益寿。

饭后散步和体育锻炼不同，它不需要消化过多的体力，男女老少皆宜，在保健肠胃的同时，还能带来轻松愉快的心情。

要想给健康多增加一些财富，千万不要忘记：饭后散散步，尤其是晚饭以后。

睡前泡泡脚 胜过吃补药

传统的中医学认为："春日洗脚，升阳固脱；夏日洗脚，暑湿可却；秋日洗脚，肺脏润育；冬日洗脚，丹田温灼。"一年四季都适合泡脚。脚是人体的第二心脏，睡前泡脚不仅能有效消除疲劳，还能治疗多种疾病。

跟高春燕的母亲通完电话，时间还早，随后高春燕接过电话说，老李今晚有空，想听我讲泡脚跟健康的关系。

我说好啊，大家可不要小看了泡脚，其实，脚是人体的"第二心脏"。脚上有大量的神经末梢与大脑紧密相连，脚底内侧从足根到大趾的连线上分别对应着身体的头、颈、上肢、肺、心、肝、胃、十二指肠、肾、腰、下腹、腿、足等部位，还密布着许多血管。热水泡脚有温和地刺激脚上的神经末梢作用，并进一步对中枢神经系统进行种良性、温和的刺激，促进大脑皮层进入抑制状态，从而加快入睡进程，加深睡眠的深度。同时，用热水洗脚还能使脚部毛细血管扩张，加快血液循环，改善脚部和下肢的血液循环，增强血管的弹性，降低局部肌张力，改善足部的营养代谢，使累积在那里的代谢产物——乳酸迅速地排泄掉，从而有效地消解一天的疲劳。

不仅如此，睡前泡脚还可以治病防病。俗话说"头上风寒脚上起"，脚部着凉感冒，可以通过热水泡脚，促进呼吸道黏膜发生变化，激发自愈潜能，治愈感冒。此外，睡前泡脚还可以防治便秘等疾病。

在我国，睡前泡脚的习俗早已有之，有苏东坡的诗句为证："主人劝我洗足眠，倒床不复闻钟鼓"。民间对睡前泡脚的俗语则更多，比如"睡前热水泡脚，胜似常吃补药"、"热水洗脚，胜吃补药"，"晨起皮包水，睡前水包皮，健康又长寿，百岁不称奇"。所谓"皮包水"，是指早晨起来喝一杯温开水，"水包皮"是指睡前洗脚，可见睡前洗脚和清晨喝水对人体的保健作用是多么重要。养生家们还说"养树需护根，养人需护脚"，把泡脚比喻成养"树根"；又说"饭后三百步，睡前一盆汤"，可见睡前泡脚对于养生是多么重要。而中医更把泡脚上升到了一种理论的高度："春日洗脚，升阳固脱；夏日洗脚，暑湿可却；秋日洗脚，肺脏润育；冬日洗脚，丹田温灼。"这表明睡前用热水浸泡双脚，对身体保健确有益处。

中医之所以如此推崇睡前泡脚，是因为中医认为，足部是足三阴经、足三阳经的起止点，与全身所有脏腑经络均有密切联系，人体的五脏六俯在脚上都有相应的投影，且分布着60多个穴位，只要能坚持在睡前用热水洗脚，就能刺激这些穴位，促进气血运行，调节内脏功能，疏通全身经络，从而达到调整脏腑功能、增强体质、祛病驱邪、益气化瘀、滋补元气的目的。而涌泉穴是位于足底前1/3处，足趾跖屈时呈凹陷中，别名地冲、蹶心、地衢，为足少阴肾经所出之"井"穴。足少阴肾经起于涌泉，终于俞府。据《灵枢·九针十二原》说："所出为井，所溜为荥，所注为腧，所行为经，所入为合"，可见涌泉穴为经气所出之源，亦可比喻为水之源头。《黄帝内经》曰："肾者，主蛰，主生精填髓，封藏之本，精之所处也。其华在发，其充在骨，为阴中之太阴，为元气之根，精神之舍。"可见，睡前温水泡脚还有补肾的作用。中医认为"腰为肾之府，肾生髓，脑为髓海"，这说明，泡脚还可以治疗腰痛，也进一步地印证了民间的那句谚语"睡前泡脚，胜似补脑"的科学性。

在日常生活中，坚持睡前泡脚，还特别适合治疗那些寒证，比如平素怕冷、手足凉，常常伴有慢性腹泻、痛经、冠心病、小便困难等病症。泡脚后，慢性病患者还可以按摩足底相关的反射区，如慢性前列腺炎或前列腺增生患者，可按摩前列腺、尿道的反射区等。

需要指出的是，热性病患者不宜泡脚，如高热、出血、口热舌干的患者。

有些人对温度不是很敏感，尤其是那些患有糖尿病、下肢静脉曲张等疾病的人，特别要注意水温，因为这类患者很容易并发周围神经病变，使末梢神经不能正常感知外界温度，即使水温很高，他们也不一定感觉得到，这样就容易被烫伤。有些人习惯在泡脚时把脚泡得通红，以为水温越高，效果越好。事实上，泡脚的水不能太热，以40℃左右为宜。这是因为一方面，水温太高，双脚的血管容易过度扩张，使人体内血液更多地流向下肢，导致心、脑、肾脏等重要器官供血不足，尤其是对患有心脑血管疾病的朋友来说，这无疑是雪上加霜；另一方面，水温太高，容易破坏足部皮肤表面的皮脂膜，使角质层干燥甚至皲裂。对于那些正处于发育期的小孩来说，如果泡脚的水过热，还会使足底韧带因受热而变形、松弛，不利于足弓发育，天长日久，很容易诱发扁平足。

当然，除了水温这一因素外，泡脚时还应注意以下问题：

1、泡脚时间不宜过长，以15~30分钟为宜。在泡脚过程中，由于人体血液循环加快，心率也比平时快，如果时间太长，很容易增加心脏负担。另外，热水泡脚时，更多的血液会涌向下肢，体质虚弱的人容易因脑部供血不足而感到头晕，甚至出现昏厥现象。

2、饭后半小时不宜泡脚。吃完饭后，人体内大部分血液都流向消化道，饭后立即用热水泡脚，会使本该流向消化系统的血液转而流向下肢，从而影响消化吸收的功能，久而久之，会导致营养缺乏。

3、正常人泡脚最好不要加药材，患者泡脚谨遵医嘱，而且最好用木盆或搪瓷盆，保证药物的疗效不打折扣。

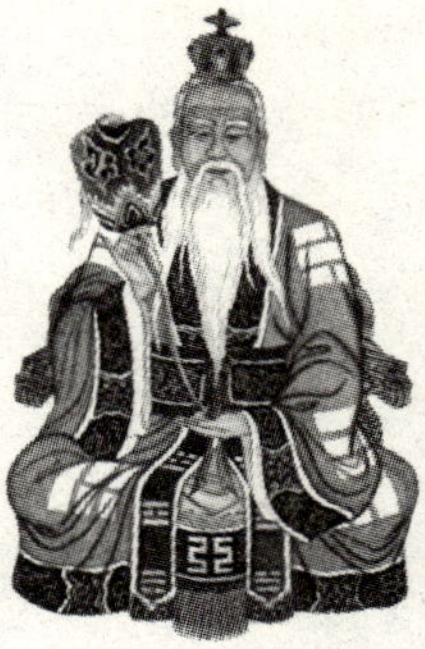

第三章 生命在于运动

生命的活力在于运动。运动不只是年轻人的事，科学研究指出，中老年人进行适量的运动，可以改善心血管功能，使高血压的发病危险减少30%，冠心病的危险减少50%。

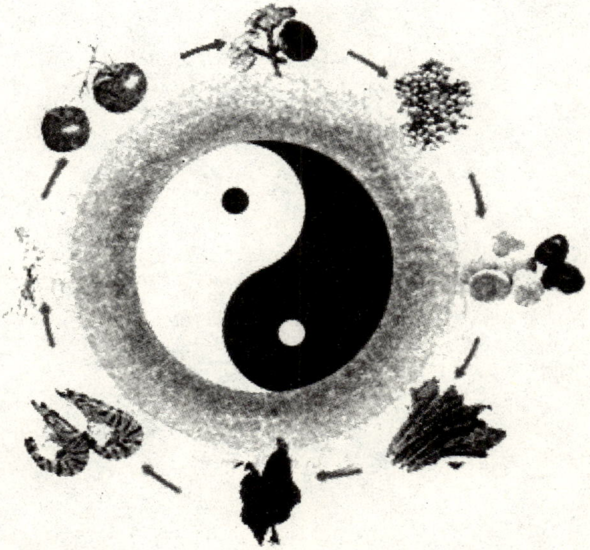

李东升在他的社交圈子里是一个很有影响力的人物,借助于他的影响力,他不断为我作宣传,找我的人越来越多,尽管我与他们素未谋面,但他们都视我为“神医”,说这是李东升说的。这下,我的心理压力大了,但碍于李东升的面子,我不得不一一作解答。这些人平常应酬多,胡吃海喝,营养过剩,进出有轿车代步,身体的惰性已经养成,要想让他们健康,就必须让他们动起来。

运动让人更健康

运动不只是年轻人的事,中老年人进行适量的运动,可以改善心血管功能,使高血压的危险减少30%,冠心病的危险减少50%。有位老人,已经106岁了,他仍坚持运动,常干一些力所能及的活儿。

“晚上好,好久不见,你都成了名人了,还记得我吗?”一天晚上,一个陌生的QQ号用熟人的语气跟我打招呼。

一阵寒暄过后,我才知道她是我大学时的同学陈秀丽,毕业后一直没有联系,最近从李东升那里得到我的联系方式。她说她最近跑步不时会出现头晕腹胀的现象,并抛出一个问题:生命在于运动,为什么跑步还会引起头晕腹胀?

我说,生命在于运动,这毋庸置疑,但必须因人而异,因健康状况而异。有些人体内火旺,喜欢动,运动对他们来说,不仅是一种享受,而且能增强体质;有些人体内寒重,喜欢静,运动量稍大,就有不舒畅的感觉。根据你所说的,我可以推知,你体内的寒重。体内寒重,血液流量少,运动量稍大,就会有晕厥等不良反应。但这并不是说,体内寒重的人就不能运动。体内寒重是体质差的表现,如果不通过食补、药补和运动去改善身体状况,身体还会更差。所以,运动对于所有的人来说,几乎都是不容回避的,它能让健康的人更健康,让亚健康的人恢复健康,让患有疾病的人得到调理和康复,是一种很好的养生方法。

贾作光是我国著名的舞蹈家,1923年出生于沈阳, 现在已经80多岁，但他不像一般老年人那样皱纹多，肌肉没有弹性，相反，他的思维能力非常敏捷，举止言谈十分健朗，走路能跟上年轻人。他说，他身体之所以保持得这么好，关键在于他一直坚持运动。他喜欢跳舞，从十五岁进舞蹈班到现在，他一直坚持跳。他说，跳舞有四健：首先是健脑，因为你要思考，你要把生活中所看到的东西记在脑子里，然后在脑子里把它加工成艺术，用肢体语言把它表达出来；其次是健心、健身，使你的身心都得到锻炼，增强体质，提高心理承受能力；最后是健美，跳舞能使一个人的体形更加匀称，身体的各个部位更加协调。有此四健，当然能使人老当益壮了。

运动不只是年轻人的事，老年人进行适量的运动，可以改善心血管功能，使高血压的危险减少 30%，冠心病的危险减少 50%。有位老人已经 106 岁了，仍然爱动，很多事情他都要亲历亲为，有一次他拖了一根大皮管到花园里浇水，把他儿子吓了一跳，说爸，您都 100 多岁了，还要这么动！没想到老人不领情说："我要是不动，那不是找死吗？"他认为他的长寿秘诀就在于能静能动，坚持不懈地运动，干一些力所能及的活儿。

现在，你的问题不是运动不运动的问题，而是运动量的问题。你的体质差，运动不要过于剧烈，应该先进行一些小幅度的运动，如果有不适之感，就应暂停，不要勉强。不过，一定要有规律，每周 3~4 次，这样有规律的运动，可以使 70%的常见病不易发生。有专家做了统计，结果显示：与缺乏运动的人相比，坚持有规律地运动的人可使身体健康状况年轻 10~20 岁。

在此，我不妨列举一些运动对身体机能所产生的有益影响：

1、加强心脏的泵血功能，降低静息心率，使心脏可以更加轻松地增加泵血量。

2、改善胆固醇的水平。

3、可以降低血压，尤其对轻度高血压患者有很好的帮助，有规律的运动还可以预防高血压。

4、可以预防成年发病型糖尿病。对于糖尿病患者，运动可以降低血糖水平。

5、可以减少骨质疏松症的发病机会。当然，对于妇女来说，绝经期不宜运动过度。

此外，有规律地运动，还可以缓解压力，全面改善身体状况，提高睡眠质量和注意力。

所以，要想健康长寿，必须坚持运动，只不过，每个人需要根据自己的体质和身体状况制定不同的运动方式和运动量而已。

坚持晨练身体棒

经过一夜的卧床睡眠，人的身体处于相对静止和休眠状态，人体的各个关节、肌肉、韧带比较僵硬，行动不灵活，经过晨练，可以唤醒身体各部位沉睡的细胞，使身体的各个部位和关节变得灵活，让你在新的一天里精神焕发、神清气爽、精力充沛！

“如此说来，我每天的晨练还是应该继续坚持下去的！”听了我的讲解，陈秀丽说。

是的，我就是一个喜欢晨练的人，我能从当年的一个“芦柴棒”变成今天这样的健康人，晨练帮了我很多忙。事实证明，坚持晨练，可以使人的体质由弱到强，提高身体的免疫能力，由多病到少病、无病，达到祛病强身、健康长寿的目的。

顾名思义，晨练是在人们清晨起床后进行的，经过一夜的卧床睡眠，人的身体处于相对静止和休眠状态，人体的各个关节、肌肉、韧带比较僵硬，行动不灵活，经过晨练，可以唤醒身体各部位沉睡的细胞，使身体的各个部位和关节变得灵活，让你在新的一天里精神焕发、神清气爽、精力充沛。

我每日晨练以前，要先喝上一大杯温开水。运动时，四肢不断地抻拉甩动，身体不停地扭摆，可以使水在内脏里来回晃动，冲涮胃肠，促进粪便的迅速排泄，从而把胃肠倒空洗净，更好地吸收新的一天的新鲜食物和营养。

晨练时，由于两臂的活动较多，抻拉扬甩的活动幅度较大，这能增加人体的肺活量，使我们在一呼一吸的过程中，进一步清除气管和肺部积存的老黏痰。换句话说，晨练能够增强气管与肺部的活动张力，增加肺活量，久而久之，可以治疗气管炎和肺气肿等慢性疾病。

同时，由于晨练时身体内的血液循环速度加快，不断产生热能，身体发热，全身的毛细血孔张开，汗水从毛孔中渗出，积存于体内的一些毒素也随汗水一起排出，于是，体内变得清洁，病毒无处寄生。如果天天坚持晨练，天天排泄，体内不存废物和毒素，身体就不会受到污染，从而变得健康。

由于我懂得这些道理，几十年来，我一直坚持晨练，无论严寒酷暑，刮风下雨，我都坚持不懈，晨练已经成了我生活中不可或缺的一部分。几十年的晨练，锻炼了我的身体对天气变化的适应能力，增强了身体的抵抗能力和免疫力，因而我很少感冒发烧，也很少生病，屈指算来，我已有二十多年没有去过医院，几乎忘记了打针吃药是什么滋味，节省了大笔的医药费用，看来健康也是一笔不菲的储蓄呀，而晨练则是不断为我们储蓄健康！

只要我们坚持天天晨练，这样就能天天健康，月月健康，照这样下去，年年健康，活到百岁也不是什么难事！

步行胜过健身房

坚持步行上下班，至少有七大好处：增强心肺功能、保持良好体形、解忧排压、防治颈椎疾病、提高睡眠质量、预防骨质疏松、省钱又节源能源。这么多好处，不干确实可惜！

自从陈秀丽跟我聊上后，我在她家里也声名鹊起。一天，她的女儿刘丽红对我说，她现在胖得不行，问我能否给她制定一个瘦身计划。

刘丽红是一家大型石化公司的人力资源部经理，她老公是政府官员，夫妻俩都有专车，家庭条件相当好，生活富裕。

她说她身体越来越臃肿，天天去健身房，效果却不佳。

我说，归根结底，还是因为缺乏运动。你平常应酬多，吃的东西多，营养过剩，由于缺乏运动，营养消化后留存在体内的杂质和毒素不能得到充分排泄，久而久之，导致经络不畅，血脂增高，继而引发肥胖。虽然你天天去健身房，但健身房适合锻炼肌肉，很难达到舒活经络的效果，要想瘦身，还得多做一些室外运动。

"既然你家离公司只有三公里，我建议你天天步行去上班。只要你能做到这一点，并适当节制饮食，做到起居有规律，用不了半年时间，保证你的虚胖症消除。"

接着，我要给她讲了每天步行上班的好处，总共列举了以下几条：

1、增强心肺功能。坚持步行上下班，可以增强心肺功能，改善血液循环，有效预防动脉硬化等心血管疾病以及感冒等呼吸道疾病。同时，坚持步行上下班，还可减少荷尔蒙分泌，降低血压，控制血糖，预防糖尿病。

2、保持良好的体形。早餐后步行上班，可以促进消化液分泌，加快食物的消化和吸收，促进代谢系统正常工作，从而保持良好的体形。所以，卫生部健康教育首席专家胡大一教授说，快步行走是最简便、最经济的有氧代谢运动。而世界卫生组织也认为，步行是最安全、最佳的运动和减肥方式。

3、能够解忧排压。快步行走，能改善体内自律神经的操控状态，让交感神经和副交感神经的切换更灵活，有助于缓解压力和解除忧虑，使大脑的思维活动变得更加清晰、活跃，从而提高工作效率。

4、防治颈椎疾病。步行时如果抬头挺胸、昂首远望、双肩大幅摆动，有助于调整长期伏案的姿势，防治颈椎疾病。因为头部重量约占体重的十分之一，由颈椎与覆盖颈部到背脊的肌肉所支撑，如果驼背或姿势不良，肩胛肌的负担过重，肩膀和颈椎就容易僵硬酸痛。

5、提高睡眠质量。每天坚持走路上下班，可提高夜间睡眠质量。另外，饭后、睡觉前走路也不错，睡前走路有助于促进睡眠。

6、预防骨质疏松。经常步行可增加钙源的沉积，减少钙的流失，从而使骨骼变得强健，降低患骨质疏松的可能性。

讲了这些好处，我又对她说："你每天开车上班，除了省时间和摆派头外，根本不具有上述任何好处。所以，希望你听取我的建议，每天坚持步行上班，这比你天天去健身房锻炼效果好十倍，而且还省钱！省下来的这些钱拿去捐助希望工程，或者救助穷人，也是功德一件。"

"好，我从此天天步行上班！"刘丽红说。

"不过，步行上班要注意穿鞋和走路的姿势，放松自己的身体，呼吸要有节奏。"我又叮嘱了几句。

办公室健身有技巧

所谓"运用之妙，存乎一心"，只要善于就地取材，甚至不用器材，办公室也会成为忙里偷闲的健身去处。在办公室锻炼，要切记要领：小动作大锻炼。具体怎么个锻炼法，要视办公室的环境和具体设施而定。

刘丽红说："很多人都很羡慕办公室工作，其实，像我们这样在办公室待久了也很烦，就那么一点空间，累了想活动一下都没有地方，坐久了也会腰酸、胸闷，觉得颈椎僵硬。"

这确实是个问题，不过并非是不能解决的问题，一个人只要关注健康，喜欢锻炼，在办公室也可以忙里偷闲，健体强身，比如在办公室里准备一副拉力器、臂力器或哑铃什么的。

"那是男人的运动项目，我们女人在办公室拉拉力器，举哑铃，那是什么形象啊！"

这倒也是。不过，所谓"运用之妙，存乎一心"，只要善于就地取材，甚至不用器材，对于女同志来说，办公室也是个健身的好地方。关键的要领是"小动作大锻炼"，只要掌握了这个要领，就可以锻炼头颈部，也可以锻炼上肢、腰部、下肢。

比如锻炼头颈部，你可以坐在椅子上，双手叉腰，头做绕环运动，正反方向交替做，然后双手抱头，用力向胸前压，放松，头尽量向上抬起，重复几遍。每逢工作之余，按照这种方式锻炼，就可以对颈椎病起到预防、缓解的作用。此种方法，男女老少皆适宜。

要锻炼上肢，或坐或站都可以，两臂侧举，手指向上，做直臂向前、向后做绕环运动。次数不限，做到两臂酸胀为止。这种锻炼可以增强上肢力量，活动肩关节。

要锻炼腰部，可以两腿站立，双脚分开，手叉腰，做转腰动作，按顺、逆时针交替做，次数不限。这种锻炼可使内脏器官得到按摩，对肠胃病有一定的辅助疗效。尤其是那些患有肠胃病的人，在工作之余做这种锻炼，是非常必要的。

要锻炼下肢，你可坐在椅子上，双手放体侧，上肢后仰，手支撑住身体，双脚勾脚尖，抬起与地面成 45 度夹角，做蹬自行车的动作。这种锻炼方式可以增加下肢的力量。

当然，在办公室里，要是累了，你还可以闭目养神。将头靠在椅子靠背上，闭目养神，然后调整呼吸，持续三至五分钟，然后睁开眼睛，扭扭脖子，伸伸懒腰，你会发现大脑格外清晰。

总之，办公室锻炼的方法很多，具体采用哪些方法，要视办公室的具体环境和设施而定。健体强身首先是一个观念问题，只要你脑子里时时有这样的观念，其实在哪里都有适合自己的健身方式。

乘电梯不如爬楼梯

有专家学者研究指出，每爬一级楼梯可以延长寿命4秒钟，其实，不只是中老年人，那些坐办公室，或在写字楼工作的上班族，都应该养成爬楼梯的习惯。

几天后，刘丽红在网上对我说，自从买了新房，她就把公公婆婆从乡下接来与他们一起住。没想到不到半年，他们的健况状况明显不如以前，总感觉不舒服，到医院里检查，又检查不出什么病；找人在家里做环境测试，发现房屋建筑和装修所用材料并不存在影响健康的因素。看到两位老人衰老得那么快，真是心急如焚。

听了刘丽红的话，我心里大致明白了些，两位老人长年生活在农村，日出而作，日没而息，与土地亲近，长期顺着季节吃蔬菜，生活非常有规律。而到了城里，他们原有的生活节奏突然被打乱，连上楼都不用费力气，啥事不干，吃了就看电视，倦了就瞌睡，周而复始。因为与周围的人不熟悉，也没有共同语言，他们很少去外面玩。照这样下去，身体不出问题才怪！

“我说，犯不着，你可以让你公公婆婆动起来，活动量大一点，要求他们经常出去走走，爬爬楼梯，到小区里转一转，最好是每过一段时间，就让他们脱了鞋赤脚在地上走一走，通过与地面接触，将自己体内的生物静电排出去。在家里，尽量不开空调，让他们接触大自然本来的气温，按照他们的吩咐买菜，哪个季节产什么菜就多吃什么菜，尽量不吃反季节蔬菜。这样做，他们就会适应的。”

对于我的这些建议，刘丽红基本能接受，但对老人爬楼梯一说持反对意见。她说，让老人家爬楼梯，既不安全，又没面子。

我说，到底是面子重要还是健康重要？如果长期在你家住，他们不仅要爬楼梯，一天还应该多爬几次。现在，城里的楼建高了，居住在高层里的人往往视爬楼梯为畏途，都喜欢乘电梯以图省力快捷，久而久之，会发现自己的健康状况变差了。

其实，现在有很多人都意识到了爬楼梯的好处，虽然累一点，但越来越多的人加入了“爬梯族”这一行列。

国内外许多专家学者做过研究，研究结果表明：在同一单位时间里，爬楼梯所消耗的热量是静坐的10倍，是散步的4倍，是游泳的2.5倍，是打乒乓球的2倍，比打羽毛球多94%，比跑步多23%。如果沿着6层的楼梯来回跑2~3趟，则相当于平地跑800~1 500米的运动量。更有专家学者研究指出，每爬一级楼梯可以延长寿命4秒钟，中老年人如果能够坚持每天爬楼梯，他们的死亡率要比终日坐在沙发里懒得活动的人低25%~33.3%。

经常爬楼梯运动，至少可以给身体带来以下这些好处：

1、爬楼梯有助于保持骨关节的灵活性，避免四肢僵化，还可增强韧带和肌肉的力量；

2、爬楼梯有利于增强心肺功能，保持血液循环畅通，保证心脑血管系统的健康，防止血栓的形成，对高血压、高血脂、高血糖、动脉硬化、冠心病和中风等都有很好的预防和治疗效果；

3、爬楼梯消耗的体力大，容易使人饥饿，这样可以增进食欲，有效增强消化系统的功能；

4、爬楼梯能使人体的神经系统处于最佳休息状态，能提高睡眠质量，减少和避免焦虑心情，更是治疗失眠的好方法。

讲完这些，我对她说：“不仅你的公公婆婆该多爬一爬楼梯，你也是如此。你每天上班，八个小时待在办公室里，很少运动，时间长了，体型不但容易横向发展，变得虚胖，还容易导致体内经络流通不畅，感到胸闷，背部和肩部酸痛，颈椎僵硬。虽然，这些只是亚健康现象，但亚健康就是不健康，时间久了，会引发一系列的职业病。如果你一天做几次爬楼梯运动，每次花二三分钟长的时间，就可以降低体内胆固醇的含量，同时，还能增加你静坐时的脉搏跳动次数，帮助你减肥。

“好，从此我也天天爬楼梯，我们一家人都加入‘爬梯族’，为生命储蓄！”

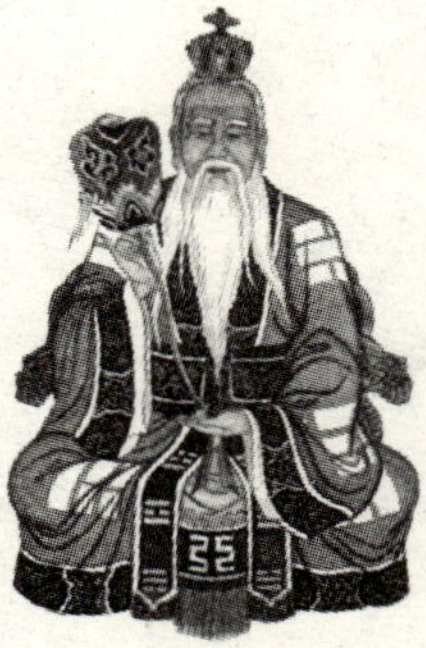

第四章　吃得科学身体好

身体是革命的本钱，吃是身体的本钱，吃的学问很大。有位百岁老人说，她长寿的秘诀在于吃，喜欢吃。所以，要想身体好，一定要吃“好”。

吃“好”，是指营养搭配要好。只要善于搭配，吃得科学，有时吃几个萝卜、几根海带胜过吃山珍海味、满汉全席。

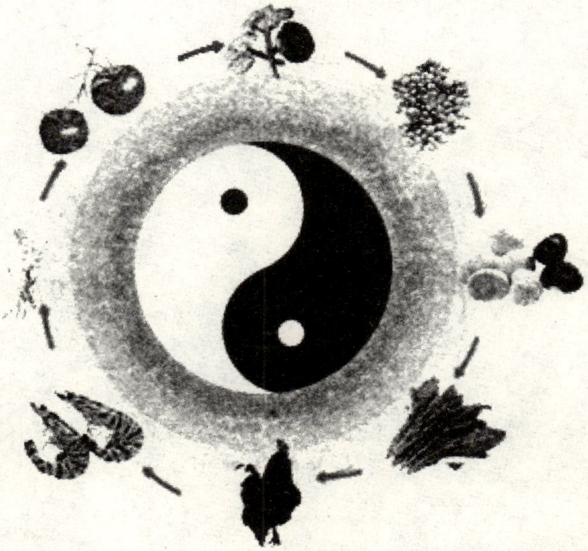

人一生下来，张口就要吃。吃的学问很大，很多人并不知道怎么吃。

有些人能吃能喝，不但没有吃出好身体，反而吃出一身病。所以，要想身体好，一定要吃“好”！

饮食有节是秘诀

“饮食节，则身利而寿命益；饮食不节，则形累而寿命损”

——《管子》

王海霞和张大鹏是大学时的恋人，毕业后，他们分配到同一个县城，结为伉俪，两人感情一直很好。一天，海霞在网上对我说，她对老张的身体状况很担心，老张没事时就去找他的那些朋友喝酒，碰到好吃爱吃的东西，就没有节制，现在身体胖得不行。我说，这可要注意，一要控制他的酒量，二要节制饮食。尤其是节制饮食，一定要引起注意。

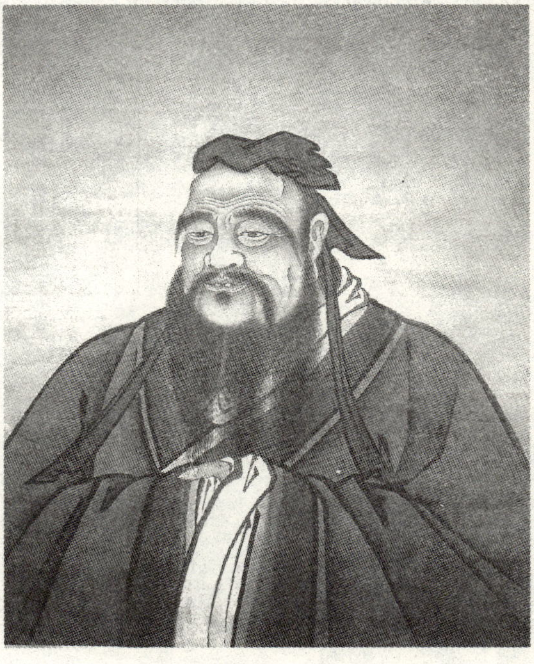

孔子像

饮食有节几乎是所有健康长寿者的共同秘诀。所谓饮食有节，是指用餐要定时定量，不要让肚子感到饥饿，也不要吃得太饱。中国历代养生家都很注重这一点，比如《管子》里有“饮食节，则身利而寿命益；饮食不节，则形累而寿命损”的记载，孔子则主张“食勿求饱”。南朝养生家陶弘景在《养生延命录》里说："所食愈少，心愈开，年愈益；所食愈多，心愈塞，年愈损焉。"唐代医学家孙思邈活了101岁，他在《千金翼方》中说他的长寿秘诀是"不欲极饥而食，食不过饱；不欲极渴而饮，饮不可过多。饱食过多，则结积聚；渴饮过多，则成痰澼。"清代医家石成金指出，要想长寿，必须"以食半饱法定自辅"。这些论述被后世养生者奉为圭臬，且被科学实验所证明。

科学家通过动物实验和研究证明，节食可以使动物寿命延长30%~80%，这个结论同样也适用于人类。节食的积极作用在于，它能使机体处于半饥饿状态，使体内自主神经、内分泌及免疫系统受到冲击，从而促使机体自身充分发挥调节功能，增强免疫力，使神经系统的功能保持平衡。

有关专家作了调查，结果显示，那些健康长寿的人每天所摄取的热量普遍偏低，一般为1 500卡左右，这仅相当于发达国家所定营养摄取量的一半。不少专家指出，妇女平均寿命之所以要高于男子，与其少食有很大关系。据此，前苏联著名生物学家苏·阿·阿拉克指出，"饥饿疗法"可以作为一种益寿防老之道。人类在饮食方面最容易犯的错误就是饮食过量，尤其是碰到好吃爱吃的东西时，如果不注意节制，很容易导致肥胖症，加重内脏的负担，进而引发高血压、冠心病、癌症等疾病。这一点，我们的古人早就意识到了，比如"肥人多痰"、"形盛而气虚"等真言就是古人对后人的很好告诫，所以，要想防治肥胖病、冠心病、糖尿病、慢性肾炎等，首先应从节食开始。

科学家在细胞培养时发现，给过多的营养，会导致细胞早熟，同时导致它们早衰。研究还证明：人体所需的热量，一般只是通常想吃的1/3~1/5。再者，经常食用天然食物，辅之以一定时期的饥饿疗法，会使身体各个器官能量的消耗更加合理。但是，在总摄取量不变的情况下，仅减少进餐次数是没用的。相反，由于次数减少，每次摄取的热量增多，一时血糖浓度升高，在加重胰腺等器官负荷的同时，剩下的糖类会合成脂肪和胆固醇加以储存，同时，进食间隔延长，还会使体内蛋白质减少。因此，如果仅减少进食的次数，而不减少总摄取量，是达不到健康长寿的目的的。

因此，控制饮食，要特别注意控制含热量高的食物，以减缓衰老过程，尤其是中老年人。中老人体力活动不多，所消耗的热量相对较少，若贪食过饱，一方面容易肥胖，另一方面，也会使血液大量集中于胃肠，引起心、脑等重要生命器官缺血、缺氧，诱发冠心病、心绞痛、心肌梗死和脑血管病等。

当然，我要特别说明，提倡节食不是说吃得越少越好，节食必须在保证营养的基础上进行，重点减少动物脂肪、食糖及淀粉类食物的摄入量。

营养均衡是保证

对于人体来说最重要的食物是谷类及薯类，即我们一日三餐的主食，一个健康成年人每天至少要吃300克以上的主食。在日常生活中，我们不但要注意副食、主食的搭配，还要注意粗细搭配，适量吃些粗粮、杂粮等。

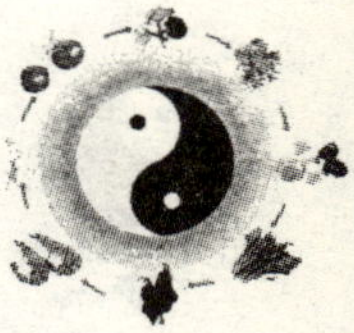

一天，王海霞说她儿子张磊的身体不好，要找我咨询一下。很快，张磊出现在视频上，他的脸瘦瘦的，面色黄白。他说他尿频，尿急，平常胃口不好，特别挑食。

我说，尿频尿急虽然是肾上有问题，胃口不好是肠胃有问题，但归根结底还在于你挑食的毛病，这个习惯导致了你体内的营养不均衡。

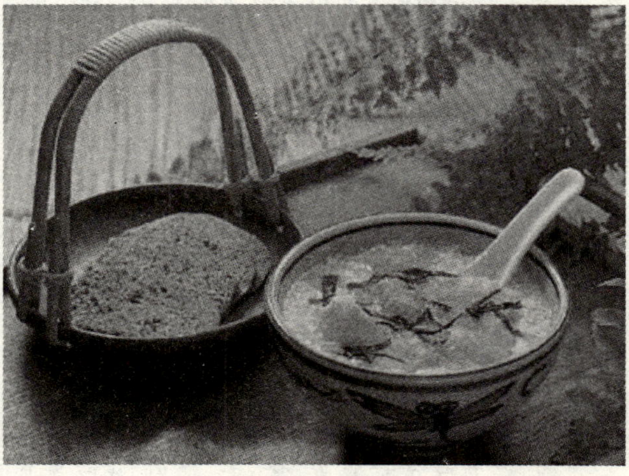

营养丰富的谷类食品

我建议他从均衡营养开始调理。

科学研究表明，一个人在一天之内应吃齐四类食物，即五谷、蔬果、乳类和肉类，这四类食物每天要为人体提供所需要的七大养分，包括水分、糖类、蛋白质、脂肪酸(来自蔬果和豆类)、维生素、矿物质和纤维素，因此，这四类食物又被合称为“均衡的食物”。只要我们每天适量摄取这四类食物，人体所需的全部维生素和矿物质就不至于缺乏。科学家们进一步指出，补充多种“抗氧化群”β-胡萝卜素、维生素C、E和铜、锌、锰、硒等矿物质，有助于维持和提高身体免疫力、抵抗力，避免疾病的侵袭。

人类的食物是多样的，平衡的膳食也应该由多种食物组成，这样才能满足人体的需要。在所有的食物中，对于人体来说最重要的是谷类及薯类，包括米、面、杂粮、马铃薯、甘薯、木薯等，它们是我们一日三餐的主食，主要向人体提供碳水化合物、蛋白质、膳食纤维及B族维生素。有些人喜欢吃副食，不爱吃主食，其实这是很不好的习惯。因为，如果主食摄入量不足，副食特别是荤菜吃得太多，会导致脂肪和胆固醇的摄入量增多，容易引起肥胖症及相关并发症。因此，我们要避免无限量地吃副食，应将一部分胃口留给主食，一个健康成年人每天至少要吃300克以上的主食。有些人习惯用蔬菜水果代替主食，这也是不科学的，这实际上仍是一种重副食、轻主食的习惯。

在日常生活中，我们不但要注意副食、主食的搭配，还要注意粗细搭配，适量吃些粗粮杂粮等。稻米、小麦在碾磨时不要碾磨太精，否则谷粒表层所含的维生素、矿物质等营养素和膳食纤维会大量流失到糠麸中去。做米饭时，应尽量减少淘米的次数；蔬菜烹调时先洗后切，尽量不用水焯，应急火快炒；烹调蔬菜时，可以加一些淀粉或肉混合烹调，因淀粉和肉中含有的还原型谷胱甘肽可保护维生素C；烹调时，应尽量采用植物油，不用动物油炒菜；和肉馅时，肥肉最好不超过30%。总之，食物营养的搭配要从细节入手，只要合理搭配，合理食用，就能实现体内营养的均衡，确保身体健康。

为了帮助国民实现营养均衡，卫生部还提出了饮食八原则：

一，食物多样，谷类为主；

二，多吃蔬菜、水果；

三，常吃奶类、豆类制品；

四，经常吃适量的鱼、禽、蛋、瘦肉，少吃肥肉和荤菜；

五，掌握自己的饭量，保持适宜的体重；

六，吃清淡、少盐的东西；

七，饮酒要限量，不要过度饮酒；

八，吃清洁卫生、不变质的食品。

根据这些原则和国民的实际生活情况，中国营养学会又特地构建了一个“居民膳食食物宝塔”，这个食物宝塔共分五层：第一层是谷类食物，即一日三餐的主食，轻体力劳动者每天应摄取500克左右；第二层是蔬菜和水果，一般正常人每天吃400~500克蔬菜、100~200克水果；第三层是鱼、肉、蛋等动物性食物，一般是鱼200克、肉50~100克、蛋20~50克；第四层是奶和牛奶，一般人每天喝250~500毫升；第五层是盐和糖，盐每天的食量不超过6克，糖也不要吃得太多，应根据身体的需要量来安排。

在遵守上述原则和层级的同时，我们还要养成少食多餐的习惯，每餐不宜吃得太饱，八分饱即可，切忌暴饮暴食，少吃零食、甜食，茶和咖啡也不要太浓。

饮食卫生须讲究

病从口入，食物能给我们带来丰富的营养，也能携带病菌进入我们的身体，引发疾病。事实证明：重视饮食卫生，就是为自己的健康买了一份可靠的“保险”。

听了我的讲述，张磊恍然大悟：“原来是这样，我常以为吃饭太讲究很浪费时间，经常是草草解决了事，随便在街边小摊上吃些符合口味儿的东西……”

我说：“那样做很危险，一则会加剧体内营养失调的毛病，二则无法保证饮食安全。”

现代人工作和生活节奏太快，很多人在吃饭这个问题上确实很不讲究。其实，这是很不好的习惯。因为，街边风大灰尘多，携带的病菌多，那些食物很不卫生。

有句古话说得好，病从口入，食物能给我们带来丰富的营养，如果不讲究饮食卫生，食物就会携带病菌进入我们的身体，引发疾病。所以，我们一定要注意饮食卫生，尽量少去街边和那些卫生条件较差的餐馆就餐，即使在自己的家里，也要养成良好的饮食卫生习惯。

首先，要注意厨房卫生。厨房要保持干净，要定时用消毒液消毒，防止病菌大量繁殖；冰箱是食品交叉感染比较严重的地方，不仅要定期清洗，还要讲究存放食品的方法，生食和熟食都要分开放，各自都要用包装袋装好，无论生食熟食，只要是进了冰箱的东西，都要经过热火加工后才能食用。

即使不在冰箱里存放，熟食和生食也一定要分开，因为生食带有大量的病菌、病毒、寄生虫卵，如果将生食和熟食混放在一起，或者用盛过生食、未经消毒的器具去盛放熟食，生食上的病毒、病菌、寄生虫卵就会污染熟食，并在熟食上大量繁殖，使人吃后生病。

制作食品用的刀、案板、容器也要生熟分开。家里最好各准备一套专门用来切熟食或生食的刀和案板。如果只有一把刀、一个案板，那么一定要在切完生食彻底清洗消毒后，才能用来制作熟食。

买来的熟食也不要直接吃，应该加热后再吃。

其次，家里有病人的，应该实行分餐制，不要共同夹一盘菜，要不然，就应该准备一双公筷，以免病毒传染。

第三，最好少吃剩饭剩菜。如果家里有剩饭剩菜，一定要将剩饭剩菜放在冰箱或凉爽通风的地方，并配备防虫、防蝇的设备，再食前一定要将其加热。

第四，不少人都有生吃瓜果及某些蔬菜的习惯，在吃之前，一定要洗净消毒，尤其是生吃黄瓜、西红柿时，因为黄瓜、西红柿裂缝里藏菌较多。有些人喜欢吃凉拌菜，不过，在拌菜时，最好佐以葱姜蒜醋等调制品，一方面，这些调制品有助于消化，另一方面还能有效杀菌。

当然，饮食卫生所涉及的方面很多，诸如餐具消毒、食物相克、食物宜忌等，都属饮食卫生的范畴，需要在日常生活中高度重视，事实证明：重视饮食卫生，就是为自己的健康买了一份可靠的“保险”。

儿童调养须细分

孩子们的身体很稚嫩，属“稚阴稚阳”之体，体内的精血和津液还不充实，内脏功能尚不健全，对于孩子的调养，应重在调理脾胃，最管用的方法是食物调养，而不是吃什么灵丹妙药。

一天，王海霞又把女儿张薇带到电脑面前。张薇结婚五年，孩子才3岁，她告诉我，孩子非常乖，就是不爱吃饭，夫妻俩对此很头疼。她还说，她的很多同事和朋友都常为各自的孩子犯愁，说经常这病那病的，动不动半夜三更就得送孩子上医院。

是呀，喂养孩子不是一件容易的事，做父母的应该多在孩子的调养上下工夫。

小孩子不好喂养，说犯病就犯病，这既有先天性因素，也有后天性因素，但无论是先天因素还是后天因素所造成的，都尽量少用药物去调理，因为孩子们的身体很稚嫩，属“稚阴稚阳”之体，体内的精血和津液还不充实，内脏功能尚不健全，“是药三分毒”，药物的副作用会影响孩子的生长和发育。因此，针对孩子的这些生理特点，我认为，对于孩子的护养，应重在调理脾胃，最管用的方法是食物调养，而不是吃什么灵丹妙药。

多年来，我在摸索儿童身体调理时，已经有了一些心得，这些心得在实践中大多都得到了印证，现在，我将这些心得分类归纳如下：

1、脾肺不足型。症状：容易伤风感冒，纳食不佳，有时甚至会出现较为剧烈的咳喘，时发时愈。调理方法是：健脾、养胃、养肺，多吃一些滋阴补阴的食物。

2、脾胃虚弱型。症状表现为：纳食不佳，体重不增，消瘦，消化不良，容易出现呕吐、腹泻或便秘、腹胀、乏力等现象。这类儿童应多吃一些健胃助消化的食物。

3、体胖痰盛型。症状表现为：偏肥胖，食欲旺盛，经常咳嗽多病，分泌较盛，皮肤易感染，易患荨麻疹、湿疣、脂溢皮炎、神经性皮炎等皮肤疾病。这类儿童应多吃清淡少油的食物，避免生痰助湿。

4、脾肾亏虚型。症状：具有某些先天性缺陷，或者后天失调，发育欠佳，或有五迟五软现象，即立迟、行迟、发迟、齿迟、语迟，头软、项软、口软、手软、足软。这类孩子宜采用温补的方法，补其气血，多食用健脾补肾的食品。如果智能有些低下，则需要服用含有微量元素的药丸，以帮助提高其智能。

当然，以上是针对那些有明显症状的孩子的调理，对于那些没有症状的孩子，做父母的要想使他们吃得好，长得健壮，就应该了解孩子的生理特点，遵循合理喂养的原则，概括地讲，有以下几点需要注意：

1、食贵有节。古人认为，“若要小儿安，须受三分饥与寒”，这是很有道理的。在照顾孩子的饮食上，我们既要保证孩子有充足的营养，满足其机体发育生长的需要，又要做到适度适量。如果摄食过量，不仅有可能导致营养过剩，还有可能伤及孩子的脾胃，继而导致消化、吸收等功能性障碍。

2、食宜清淡，不可偏食。清淡的食物易于消化，相反，太油腻的食物不容易消化，如果胃肠中不易消化的食物太多，则很容易积滞成痰，积久而化热，就会导致疾病的发生。

3、食宜暖。孩子的脾胃功能正处在发育之中，胃喜暖而恶湿寒，要保护好脾胃，就应多吃一些保暖的食物，少吃甜冷冰冻的食品，凉菜凉饭凉面也尽量让孩子们少吃。

4、食宜细缓，不可粗速。就餐的速度太快会导致身体对食物的消化和吸收效果不佳，因此，吃饭要养成细嚼慢咽的习惯，使食物在口中停留的时间长一些，被切磨得碎烂一些，让唾液发挥的作用更充分一些。孩子吃饭时如果狼吞虎咽，很容易导致胃肠功能紊乱、消化不良，甚至会引发慢性营养障碍性疾病。

5、食前忌动，食后忌静。一般而言，人在运动时，血液多集中在肢体、肌肉和除胃以外的其他脏器中，所以在饭前最好不要做剧烈活动，避免胃肠部位因为缺血而引起消化不良。但是，在吃完饭后，如果呆坐不动，食物也会因为胃肠活动量减缓而造成积滞。因此，饭后应适当走一走，以帮助胃肠消化吸收。

6、胃好恬愉。吃饭前，当孩子生气、着急、悲哀、害怕或受惊时，很容易出现恶心、想吐、不想吃饭的现象；相反，进食前，如果孩子的情绪特别好，就会吃得很香也很多，消化也好。这是情绪影响着消化功能的表现，因此，吃饭时，一定要让孩子有一个好心情。

7、食贵有时。这是说一日三餐要定时定量，如此一来，孩子到了一定时间就会产生饥饿感，胃肠内会产生大量的消化液，继而使吃进的食物能被顺利地消化和吸收。

除了遵循这些原则之外，父母还要注意合理搭配膳食，给孩子吃的东西，无论多有营养，都不能长期单一，应不时变换花样，这样做不至于使孩子出现偏食现象，确保孩子体内营养的均衡；同时，还要培养孩子良好的饮食习惯，最好不要让孩子边吃饭边玩耍边说话等等。

当然，这些只是我的一些心得，每一个做父母的都可以根据孩子的实际情况去摸索总结适合自己的育儿方法，毕竟适合自己的，才是最好的。

青少年多吃副食

青春期体质的好坏，直接影响孩子们一生的健康。父母应让孩子们多吃富含优质蛋白质、钙、维生素A、D、C以及B_1、B_2、B_{12}等营养成分的食物，当然，食物中无机盐和微量元素的含量也不可少，确保营养均衡。同时父母还要告诉孩子们少吃甜食，少吃那些刺激性的食物，不要喝酒、抽烟，不宜饮用浓茶、浓咖啡和碳酸饮料。

一天，张薇带着她的同事陈红上线。陈红比张薇大，她的女儿刚上初二。陈红说，这一年来，孩子的身体变化特别大，丑小鸭一夜之间变成了大姑娘，性格脾气也变了，问她爱吃什么，她也爱理不理的，现在孩子的学习负担重，真不知道怎么管好孩子的饮食。

是的，进入青春期的孩子们怎么吃才能健康发育成长，这是父母

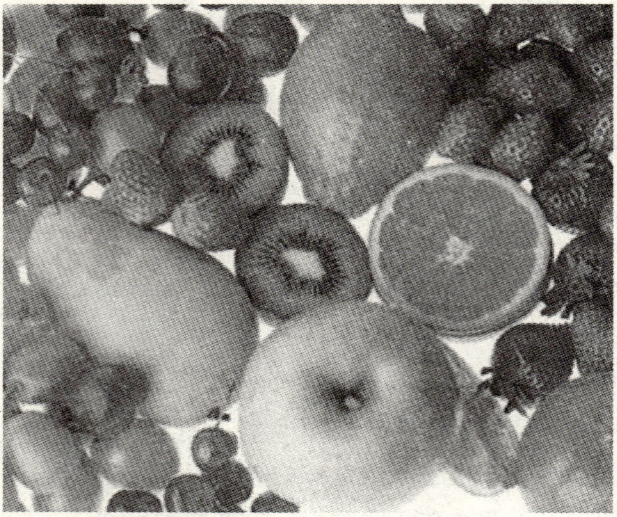

营养丰富的水果

们共同关心的话题。

对于孩子们来说，青春期是他们向成人过渡的时期，是长身体、长知识、长技能的重要时期。在这段时期内，他们的身高迅速增长，体重明显增加，男女之间的差别迅速拉大，这段时间体质的好坏，直接影响他们一生的健康。

因此，父母关注青春期孩子的健康，首先得关注他们的饮食。

青春期的孩子对蛋白质、钙、维生素D等营养成分的需要量比儿童期要高。除患有肥胖症的孩子外，应充分补充热量，饮食中优质蛋白质的含量要高。由于粮食里含有的蛋白质成分较少，质量较差，因此，在保证他们吃好主食的前提下，可以让他们多吃一些优质蛋白质含量较高的副食，如奶类、蛋类、鱼、瘦肉、动物内脏、豆制品等等。对于经济负担不大的家庭而言，除了主食外，每天最好能供应一斤奶、两个鸡蛋和一两瘦肉或者鱼。经济条件较差的家庭，每日早餐可以给孩子增加一碗豆腐脑，午餐增加点豆制品，晚餐加一个鸡蛋或者二两豆制品，也能满足孩子对蛋白质的需要。

当然，食物中维生素的含量也不可少，除水溶性维生素外，要特别注意保证脂溶性维生素的供应，如维生素A、D以及B_1、B_2、B_{12}及C等都极其重要。为确保上述维生素的供应，应让孩子们多吃一些粗谷物、蔬菜、水果等。

给青春期孩子的食物中还应供应必要的无机盐和微量元素，如多吃一些含钙较多的奶类、鱼、虾、排骨汤、鱼汤、豆类等；含钾较多的水果，如桔子等；含微量元素较多的动物内脏、血液、瘦肉、蔬菜、硬壳果类等；含铁较多的鱼子、芝麻、蛋黄、动物肝、黄豆粉、豆腐皮、腐竹、紫菜、绿叶蔬菜、泥鳅等，以确保无机盐和微量元素的供应。

为了确保青春期孩子的营养均衡，父母可以让孩子多吃一些含有粗纤维的植物性食物，如芹菜、苜蓿、大白菜、蓬蒿菜、豆芽菜、笋及笋干等，这些食物可以促进肠胃蠕动，通调大便，排除肠腔毒素，使营养被充分吸收。

假如膳食中不能完全确保上述营养的供应，父母可以每天给孩子加吃 200 毫克维生素 C 和两片复合维生素 B 制剂，帮助他们发育成长。

需要指出的是，父母在保证青春期孩子的营养供应时，要注意某些禁忌：

1、让孩子们少吃甜食。甜食中糖的含量多，可降低白细胞的吞噬作用，且体内含糖量过高，容易使体内组织产生酸液，对胃溃疡及酸碱平衡都非常不利。同时，过度食糖，还容易使体内硫胺消耗过度，导致维生素 B_1 不足，引发脚气病。

2、要限制孩子食用那些刺激性的食物，比如辛辣、酸甜类的食品不宜过度食用。这些食品可增加孩子的兴奋度，容易使神经系统失去平衡，继而导致情绪改变、性欲亢奋等。

此外，青春期的孩子不要喝酒、抽烟，不宜饮用浓茶、浓咖啡和碳酸饮料。

中年人食养重防衰

人到中年，身体由盛转衰，免疫力下降，肥胖症、高血脂时常困扰着他们，动脉硬化、冠心病、高血压、中风、胆结石、脂肪肝、糖尿病、胰腺炎等发病率增加，这一时期的饮食调理要做到：节食，少吃糖，少食盐，多吃富含钙质的食物，保持适量的蛋白质，尽量吃一些低脂肪、低胆固醇的食物。

咨询了孩子的食养问题，陈红又说他老公刚过四十，但和同龄人相比，明显衰老，这该怎么办？

我说，好办，让他吃“好”。

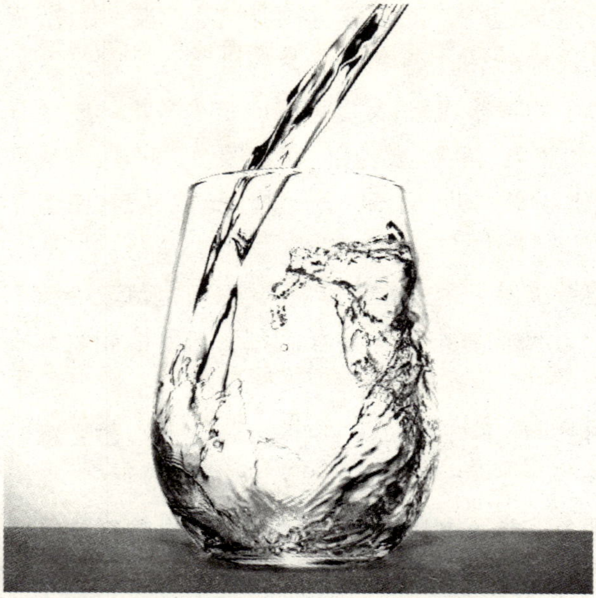

水是生命之源

步入四十，人就到了中年。中年是一个人一生精力最旺盛、最充实的时期，同时，也是工作和生活负担最重的时期，生理和心理的压力都很大；与此同时，中年人的免疫能力较之青壮年时期，也大大降低，因此，人到中年，由盛转衰，逐渐走向衰老，这是不可回避的。

由于新陈代谢较青壮年时期减缓，中年人开始变得好静，活动量减少，能量消耗也随之减少，身体渐渐变得肥胖，血脂也随之增高，于是动脉硬化、冠心病、高血压、中风、胆结石、脂肪肝、糖尿病、胰腺炎等发病率增加，人也渐渐地呈现出老态。

因此，在这一时期，一定要加强调理，只要善于调理，不但可以有效预防上述疾病的发生，还可以延缓衰老，使衰老晚十年甚至二十年到来。调理的有效方法是改善饮食结构，概括地讲，可以从以下几方面着手：

1、少吃糖。有些中年人有嗜糖的习惯，应要加以节制。因为吃糖过多，不仅容易导致肥胖，而且由于中年后胰腺功能减退，过多吃糖或含糖量高的食物，会增加胰腺的负担，引起糖尿病。患消化性疾病的中年人如果食用甜食，会加快胃酸分泌，使病情加重。所以，除日常供应的碳水化合物外，中年人不宜额外多吃甜食，可以多吃含糖量少、含纤维素多的水果、蔬菜，这些物质能促进肠道蠕动和胆固醇的清除。

2、多吃富含钙质的食物。牛奶、海带、豆制品及新鲜蔬菜和水果等食物，能有效预防骨质疏松、贫血和降低胆固醇，中年朋友一定要多吃这类食物。

3、少食盐。少吃盐相当于补钙，每天进盐量不宜超过8克，以防伤脾胃和引起高血压。

4、注意节食。中年人饮食要有规律，定时定量，以免引起消化功能紊乱，那些损害消化器官的食物最好不要吃，要避免暴饮暴食的现象。

由于脂肪组织逐渐增加，肌肉和活动组织相对减少，所以中年每天所摄入的热量应控制在7500~8370千焦耳，把体重控制在标准范围。科学研究和临床观察证实：中年人超重越多，死亡的几率也越大，且胖人易患胆石症、糖尿病、痛风、高血压、冠心病和某些癌症。因此，注意节食，对中年人预防肥胖有着特别重要的意义。

5、保持适量的蛋白质。蛋白质是人体生命活动的基础物质，是人体组织的重要成分，在代谢中起催化作用的酶、抵抗疾病的抗体、促进生理活动的激素都是蛋白质的衍生物。蛋白质还有维持人体的体液平衡、酸碱平衡、运载物质、传递遗传信息的作用。中年人每天需摄入70~80克蛋白质，其中优质蛋白不得少于1/3。牛奶、禽蛋、兽类、瘦肉、鱼类、家禽、豆类和豆制品都含有大量的优质蛋白质，这些食物对延缓消化系统退行性变很有好处，中年人应适量摄取。

6、尽量吃低脂肪、低胆固醇的食物。中年人每天摄取的脂肪量以50克左右为宜，脂肪应尽量从植物油中摄取，因为植物油含有不饱和脂肪酸，能促进胆固醇的代谢，有防止包括消化器官动脉在内的动脉硬化的作用。相反，动物脂肪、内脏、鱼籽、乌贼和贝类含胆固醇多，进食过多，易诱发胆石症和动脉硬化，应少食用或不食用。

老年人食养重延年

“养怡之福，可得永年”，人的寿命并不完全取决于自然的定数，只要保养得法，人人都可以长寿。老年朋友在饮食结构上，一定要做到多样化，不偏食、不挑食，荤素搭配，粮菜混食，粗粮细粮并用，并坚持这样的饮食营养原则：充足的蛋白质、低脂肪、低胆固醇、低糖、少盐、高维生素、充分的纤维素及无机盐和微量元素。

一天，陈红告诉我，她的父亲七十多岁，母亲在世时，父亲的饮食起居都很有规律，身体也很健康，母亲去世后，父亲和他们同吃同住，因为饮食习惯不一样，食欲不好，身体一天天变差。她说她不知道怎么调理父亲的饮食。

陈红是一个很有孝心的女儿，我得好好给她讲讲老年人的调养知识。

曹操说“养怡之福，可得永年”，这句话是说人的寿命并不完全取决于自然的定数，只要保养得法，人人都可以长寿，每一位老年朋友都要相信这个道理，相信“夕阳无限好”，虽然，我们已经步入晚年，但只要珍视生命，我们同样能够延年益寿。

人到老年，机体的各种生理功能会发生不同程度的退化，比如消化吸收功能减退，内分泌机能衰退，新陈代谢的过程减慢（以分解代谢为主），机体抵抗力下降，免疫功能减弱等，这些生理机能的退化和改变，决定了老年人对营养有着特殊的要求。

中医理论认为，肾是人体的先天之本，与人体的生长、发育、衰老有着密切的关系。脾为后天之本，营养物质的消化吸收和运送主要是由脾来完成，脾的强弱关系到全身各脏腑的功能能否正常维持。因此，只要我们重视补脾，身体各组织器官的消耗就能得到不断的补充，其功能的萎缩和老化就会推迟或延长。由此可见，老年人健康长寿的关键在于固本强基，通过补肾补脾，强壮全身的器官，从而达到延年益寿的目的。

老年要养成科学的饮食习惯，饮食应定时定量，少吃多餐，每餐不宜吃得太饱，有个七八分饱就差不多了。专家们指出，食无定时，暴饮暴食或者吃得过于丰盛，都会直接危害老年人的健康。他们还进一步指出，注意合理饮食，少量多餐，是最可靠的延年益寿良方，是老年人养生保健最好的灵丹妙药，这正如“药王”孙思邈所说：“食欲数而少，不欲顿而多。”一般而言，老年人除了每日3餐外，应该在早午之间，以及晚间睡前两小时加餐。老年人进餐时，应细嚼慢咽，进食过快会引起消化不良。同时，老年人的生理反应迟钝，吃得过快，食物容易误入气管，引起咳嗽、肺炎甚至窒息，高龄老人尤其要注意这一点。

老年人在饮食结构上，一定要做到多样化，不要偏食或者挑食，宜荤素搭配，粮菜混食，粗粮细粮并用。概括地说，应坚持这样的原则：充足的蛋白质、低脂肪、低胆固醇、低糖、少盐、高维生素、充分的纤维素及无机盐和微量元素。

蛋白质对维护老年人的健康十分重要，像鱼虾、瘦肉、乳类、飞禽类、蛋清以及大豆中都含有优质蛋白质，老年人应适量食用这些食物。

对于动物油和富含胆固醇的动物内脏，老年朋友应尽量少吃，其脂肪的来源应主要从植物油中摄取，尤其是炒菜，应尽量使用植物油。

老年人的糖耐量差，过多食糖不但容易诱发糖尿病，而且因为糖能使肝脏合成脂肪类的功能增强，会进一步增加胆固醇、低密度脂肪蛋白的含量，从而影响健康，所以，老年朋友应该少吃糖。

老年人体力活不多，应该少吃盐，吃盐过多会使血压增高。一般而言，吃普通饮食的正常人，每天食盐的摄入量大约在10克左右，因此，老年人每天的食盐摄入量应控制在5克左右。

蔬菜、含糠麸的谷类和水果中富含纤维素和果胶，它们能有效防治习惯性便秘，预防大肠癌及动脉硬化，老年朋友应适量多吃这一类的食物。

维生素对维护老年朋友的健康至关重要，不能缺乏，须适时适量补充。而且，补充维生素应主要从食物着手，不应过多依赖药物，毕竟“是药三分毒”，老年人的免疫力较差，药物的副作用很容易对他们的健康产生消极影响。

一般而言，老年人最容易缺乏的维生素是维生素B_1，缺少维生素B_1，会使人体整体代谢的功能减弱，导致情绪压抑，胃口不开，全身无力，精力不集中，记忆力下降，有的老人甚至觉得皮肤有爬虫感。要补充维生素B_1，应多食谷物、果品、胚芽类食物。

老年还容易缺乏的维生素是维生素B_2和B_6。

缺乏维生素B_2会引发皮炎、角膜炎、口疮和舌炎、偏头痛和伤口不易愈合。牛奶、豆类、蛋类和蔬菜中维生素B_2的含量较高，动物肝、肾及茶叶中的含量也不少，老年朋友可以适时适量吃一些这类食物。

维生素B_6会随着年龄的增长，在血液中的含量愈来愈少，吸烟者酗酒者更甚，如果不适时补充，会引起贫血、抽风、脂溢性皮炎以及动脉硬化和癌症等疾病。医学专家们指出，维生素B_6是否充足，直接关系到人体免疫功能的强弱，因此，老年朋友应高度重视维生素B_6的补充。动物肝、肾、蛋类、豆类、谷物外壳、土豆、胡萝卜、鱼中含有大量的维生素B_6，老年朋友可以根据自己的需要适量摄取，也可以适量吃些水果、青菜、番茄、山楂、辣椒等。

老年朋友容易发生骨折，这和平时缺乏维生素D有关，所以，要适时补充维生素D。科学研究证明，蛋黄和鱼肉中含有大量的维生素D，经常食用，可以使体内钙上升，预防骨折，同时还有抗衰老、动脉硬化的作用。

维生素E在大豆和麻油中含量较多。

在老年饮食中还必须保证钙、铁、锌、铜的充足供应。豆类及豆制品以及奶类、奶制品、菠菜中含钙较多。

动物性食品中的各种瘦肉、肝脏等的含铁量较丰富，但同时肝脏类食品中的胆固醇含量也较高，患有高胆固醇或者动脉硬化的老年朋友不宜过多食用；植物食品中，绿色蔬菜、花生米、核桃仁、松子、杏仁等的含铁量也不少，老年朋友可以任意选用。

锌是人体完成多方面代谢的必要元素，对于老年人来说，适时适量地补充锌是非常重要的。含锌的食物很多，如小麦、小米、黄豆、扁豆、萝卜、大白菜等都含有丰富的锌，老年朋友可以根据自己的饮食习惯酌量摄取。

铜在人体新陈代谢中是氧化还原反应的催化剂，也是许多酶的组成成分，对老年人很重要，如果摄取过少，可造成胆固醇升高，并使主动脉弹性降低，影响身体健康。由于铜在体内不能储存，所以每天的摄入量不能少于2毫克。含铜的食品很多，老年朋友可以食用芝麻、黄豆、芋头、油菜、大白菜等补充铜。

水是生命之源，老年朋友每天应保持饮水的习惯。老年人的结肠、直肠的肌肉萎缩，排便能力较差，肠道中黏液分泌量少，如果不进行适量的水分补充，其功能会进一步弱化或降低。

老年人要少饮酒，特别是白酒。白酒中酒精量含量高，刺激性大，老年朋友最好不要喝。葡萄酒、黄酒、米酒、啤酒的酒精含量较少，并含有一定的营养物质，虽然少饮无害，但也不宜天天饮，顿顿饮。

总之，岁月不饶人，人到老年，身体的各种器官都进入了衰老期，要想健康长寿，必须注意饮食调养，使体内营养均衡，从而延缓衰老的进程，达到健康长寿的目的。

更年期妇女饮食有节

更年期妇女要节制饮食，控制体重，多选用那些低热能、低碳水化合物、低脂肪的食物，动物植物类食物相互搭配，每日一袋牛奶或羊奶、三份高蛋白食品、500克左右的蔬菜水果、必要的脂肪，多吃“核酸食物”。

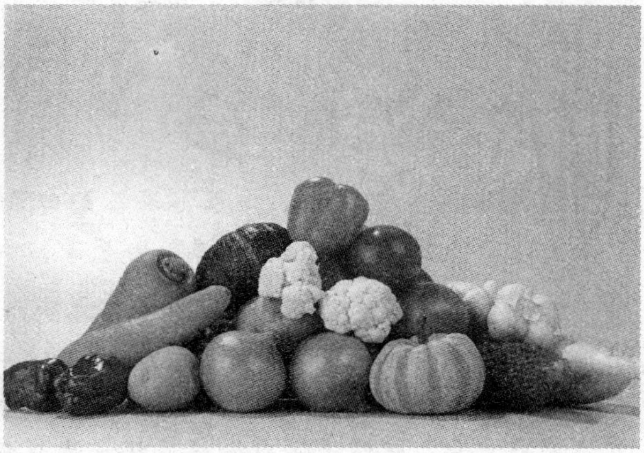

蔬菜中维生素含量丰富

聊完了老年食养的话题，陈红忧心忡忡地说，她的姐夫是个好人，对家庭负责，做人做事都任劳任怨，可是，她姐姐不知怎么的，这两年心情非常烦燥，家里不缺吃不缺穿，也不缺钱花，儿女也听话，可她动不动就拿姐夫撒气，姐夫忍无可忍，要跟姐姐离婚。其实，姐姐是很爱姐夫的。陈红说，她不知这事该怎么办。

我说，劝劝你姐夫，希望他多理解，同时多做做你姐姐的工作，症结在你姐姐这里，这是更年期在作怪。

每个女人都要经历更年期。更年期虽然不是病，但如果不重视调养，更年期女人往往会心情烦燥，无事生非，影响健康，加速衰老的进程。

在这期间，她们的身体和心理会发生很多变化，比如逐渐闭经，体重增加，脂肪沉积在腹部、腰臀部、背肩、臂部、乳房等处，形成“发福”体态。这些变化不但会增加心脏的负担，而且易引发动脉硬化、冠心病、骨质疏松症等疾病。因此，更年期妇女应该加强饮食调理，节制饮食，控制体重，多选用那些低热能、低碳水化合物及低脂肪的食物。在此，我不妨给她们开一个饮食调养的方子：

1、饮食原则：动物、植物类食物要相互搭配，以植物为主；不偏食、不挑食、粗细搭配；不甜不咸不腻；定时进餐、餐次适宜、不过饱；少吃油炸、烧烤和熏制食品；适量参加体育锻炼、体力劳动或娱乐活动，以维持正常的体重。

2、每日一袋牛奶或羊奶，内含250毫克钙，有助于减轻骨质疏松，预防高血压、动脉硬化；每日350克左右的主食，供给机体能量和热量，以米、面、粗粮、干豆类及薯类为首选。

3、每日三份高蛋白食品，即瘦肉50克，或鸡蛋1个，或豆腐100克，或鸡鸭100克，或鱼虾100克，其中以鱼虾、豆类最为理想。

4、每日500克左右的蔬菜水果，如白菜、芹菜、菠菜、胡萝卜、南瓜、苦瓜、西红柿、苹果、香蕉等，这些蔬菜和水果含有丰富的维生素、矿物质、膳食纤维及天然抗氧化物等，既可降低血脂、减肥，又可提高免疫力，防止便秘。

5、必要的脂肪。更年期是由雌激素水平的降低而造成的，所以不能完全素食。脂肪是体内除卵巢外制造雌激素的重要场所，故适量的脂肪摄入是必要的，它可以降低因骨质疏松导致骨折的危险系数。

6、多吃“核酸食物”。“核酸”可延缓衰老，富含“核酸”的食物有鱼虾类、蘑菇类、木耳、花粉等。

为预防骨质疏松症，更年期妇女要多吃含钙量高的食物，如牛奶、酸奶、豆制品、海带等。绝经前的妇女每天要补充钙1000毫克，绝经后的妇女要摄入1500毫克，才能满足机体的正常需要。同时要补充维生素D，以增强钙的吸收。必要时还要服用一些钙制剂和补充雌激素的药剂，但那只是辅助手段。更年期妇女要多参加户外活动，多晒太阳，让骨质经常受应力刺激，吸收足量的钙，以保持骨骼强壮，预防骨质疏松。

7、不宜过多饮酒。过量饮酒不仅会引起消化系统、心血管、神经系统的损害及最为常见的肝脏损害，还会引发肥胖，所以，步入更年期的妇女最好少饮酒或不饮酒。

8、注意缓解热潮。更年期妇女应注意在饮食中补充大豆蛋白，这有助于缓解潮热。据有关专家调查研究表明：日本更年期妇女出现潮热的不到20%，而美国更年期妇女潮热发生率却高达85%，这是因为日本妇女饮食中大豆蛋白占很大的比例，她们每天摄入的200毫克植物雌激素，主要来自豆制品。

以上八点，是所有更年期妇女都应该注意的，当然，由于每个人的身体状况不同，家庭环境不同，所处地域的气候、物产和饮食习惯不同，进入更年期的妇女可以根据这些实际情况进行变通，比如月经频繁，经血量增多，出血时间延长，有可能引起贫血者，在饮食上可选择一些蛋白质含量高的食物，如鸡蛋、动物内脏、牛羊瘦肉以及牛奶等等；因植物性神经功能失调和大脑皮层功能失调而导致血压增高、头晕、心慌和失眠者，应选择富含维生素B的食物，如粗粮和菌类，其次是瘦肉和牛奶、绿菜叶、水果等。

总之，更年期是女人一生中不可避免的阶段，妇女们要想安然度过这个阶段，必须重视饮食调养，从而促进体内营养均衡，延缓衰老，达到健康长寿的目的。

孕妇饮食要容易消化

孕妇，俗称“四眼人”，指“一人二命”，孕妇的营养是否跟得上，不仅关系到她自身的健康，还直接关系到孩子的发育和先天体质。孕妇的饮食要确保三点：新鲜，富有营养，容易消化。

一天，张薇上线对我说，她单位有位刚结婚的女同事怀孕了，心里很紧张，由于害怕电脑辐射，所以委托她向我咨询有关孕期的饮食调理。

孕妇，有人形象地称之为“四眼人”，当然这没有调侃的成分，所谓“四眼”，是指“一人二命”。因此，孕妇的营养是否跟得上，不仅关系到她自身的健康，还直接关系到孩子的发育和先天体质。孕妇摄取好的营养，能有效促进胎儿的发育，增强其先天体质，还能提高自身的抵抗能力，为分娩、哺乳打下良好的基础。相反，孕妇的营养供应不足，胎儿就会和母体争夺营养，影响孕妇的健康，如果这种状况持续下去，还会影响胎儿的生长发育，严重者还会导致婴儿畸形，发育不全，体重偏低，出生后抵抗能力差，甚至会导致流产、早产、死胎的现象。

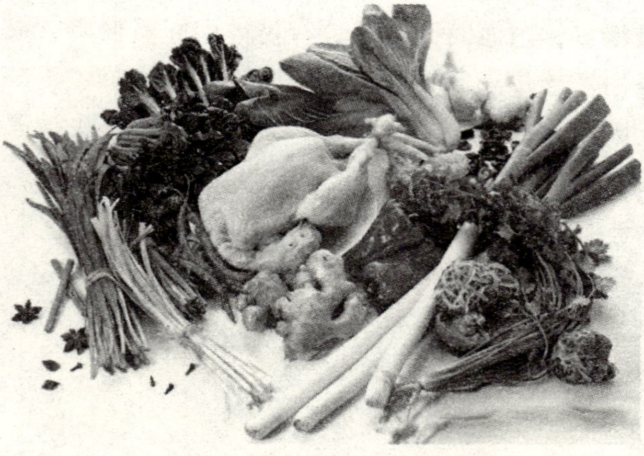

孕妇饮食要荤素搭配

因此，对于孕妇来说，要想母子健康，正常分娩，营养是关键，必须进行科学的饮食调理。

总体来说，孕妇的饮食要确保三点：新鲜，富有营养，容易消化。新鲜和富有营养自不必说，容易消化的重要性不亚于前两者。因为孕妇一人饮食，肩负着“两人”的营养供应，如果食物不易消化，营养就不会被充分吸收，同时还会给肠胃造成负担，引发相关病症。事实上，孕妇如果能做到在怀孕期间营养充足、不生病，就是对胎儿的最好呵护。

当然，十月怀胎不是一两天的事，孕妇的饮食调理也要分阶段进行。

孕早期，即头三个月，是孩子的成形阶段。在这一阶段，孕妇处于妊娠初期，随着胎儿的增大，会出现一系列的妊娠反应，如呕吐、泛酸，部分体弱者会出现头晕、一吃就吐的强烈反应。在这一阶段，孕妇应多吃易消化的清淡食品，也可以吃些略带酸味、并富有营养的水果及小餐，切记不要食用有刺激性的食物和精制糖块，不能偏食。

孕中期，即 4~6 个月，这是胎儿生长发育最迅速、最重要的时期，这一时期，胎儿的骨骼、器官、形体全面发育，大脑也进入发育期，这一时期的营养如何，直接关系到胎儿出生后的体重、智能、免疫能力等。在这一阶段，孕妇应多吃一些高蛋白多脂肪的营养食品，例如母鸡、鱼、瘦肉、蛋类、牛奶及动物心、肝等，当然，植物性食物也不可少，例如五谷杂粮、瓜、果、蔬菜、坚果及海生植物等。在这段时间，孕妇应放心大胆地吃，为分娩储蓄能量，不必担心发胖。

孕晚期，即宝宝即将产出的 7~10 个月。此阶段，孕妇的食欲旺盛、饭量增加。胎儿发育完善，不断从母体吸收营养。这段时间的饮食在确保营养的同时，应注意荤素搭配，不能像中期那样重点追求高营养，否则会造成孕妇体重过重或胎儿偏大，增加难产的几率。

当然，以上只是孕妇饮食的基本原则，每位孕妇的具体情况不同，应在遵循上述原则的前提下，根据自身的体质、胎儿发育特点来搭配饮食，比如补充些维生素，多吃些水果，多补充水分，这有利于排除体内及母胎循环所产生的一些毒素，比如便秘等。

需要指出的是，孕妇在加强营养的同时，还要注意一些饮食禁忌：不要食用含咖啡因的饮料和食品，不要食用辛辣食物、辣椒、胡椒、花椒等调味品，不要食用糖、味精，不要食用人参、桂圆及罐头食品。因为这些食品都会或多或少地对胎儿的发育造成不良影响，无论孕妇此前多么偏爱这些食物，在怀孕期间都必须禁止。

产妇饮食要多种多样

产妇生产时体力和血液消耗大，身体非常虚弱，同时她们还要哺乳婴儿，因此产妇“月子期”膳食的好坏，对母婴两人的健康影响很大。一般地说，产妇应多吃些鸡蛋、豆腐、瘦肉、鱼虾、动物血、动物肝、牛奶、红糖、山楂等物。

一天，李东升的儿子上线了，他欣喜地告诉我说他媳妇生孩子了，希望我能给他讲一些有关产后调养的知识。我说：“这事你可以问你爸妈呀，他们是过来人!”

他说：“我爸妈说了，叔叔对这方面最专业，最在行。”

看来，我是不能推辞的，讲就讲吧，权当是我送给侄辈的贺礼。

妇女一辈子最令人感动的事就是生孩子，“十月怀胎，一朝分娩”，给一个家庭带来新的生命，新的希望，我们理应给她们更多的关爱。

妇女生孩子就意味着结束了孕期，从孕妇变成产妇，开始了艰苦的产褥期。由于生产时体力和血液大量消耗，产妇的身体非常虚弱，同时她们还要哺乳婴儿，因此产妇“月子期”膳食的好坏，对母婴两人的健康影响很大，尤其是刚分娩后的几天，食物的营养一定要跟得上。

从古至今，无论南北东西的习俗差异有多大，千千万万的家庭都非常 重视产妇的饮食营养，并在这方面积累了丰富而宝贵的经验。

1、产后前三天，以护理为主。如果是顺产，给产妇的食物应该无渣或少渣；如果是剖腹产，食物要有利于通气，不吃牛奶、豆浆或含大量蔗糖的容易胀气的食物，防止排便困难，使缝合的肛门括约肌撕裂。这一时期，产妇最好在早餐吃些玉米粥、红糖小米粥等；中餐和晚餐可以吃些烂面条、小混饨、菜粥，并可适当吃些清灼菠菜、白菜豆腐、虾皮烧菜心等。同时，也可以根据自己的饮食习惯，吃些红糖水、酒酿元宵、红糖番薯等点心。

2、产后第一周，以开胃为主。此时，产妇的肠胃功能还未完全恢复，应以清淡、营养均衡、易于消化的食物为主。相反，太油腻的食物很容易令产妇反胃，同时摄入的油脂过多，有可能使乳汁变油，使宝宝发生腹泻。这一段时间，产妇应少吃白米，改吃糙米、糯米、胚芽米、全麦面包等。推荐食物：早餐以小枣高粱粥、红糖小米粥、黑芝麻糯米粥为主；中餐和晚餐主食应以五谷杂粮饭、糯米饭、小米饭、鸡丝饭、麻油什锦饭等为主，可吃一些芦笋牛柳、青椒肉片、什锦蔬菜、菠萝鸡片、鲜菇炒豌豆、鸡丝苋菜等配菜，喝一些冬瓜薏仁汤、鲤鱼姜丝汤、红豆鲫鱼汤、黑鱼汤、海参猪肠木耳汤、各类素汤。还可在第一阶段那些点心的基础上，再增加米酒冲蛋等点心。

3、产后第二周，以补血为主。由于产妇产后失血较多，需要给她们补充铁质以制造血液中的红细胞。瘦肉、动物的肝和血以及某些蔬菜的含铁量较高，食之有补血作用。有些地方喜欢给产妇炒猪肝、炖猪肝吃，这是有一定道理的。所以产妇应多食动物内脏，以充分补血和补充维生素，同时，多吃一些苹果、梨、香蕉等能减轻便秘症状的食物。这一时期，早餐应以枸杞红枣粥、红糖小米粥、芋头冰糖粥等为主；中餐和晚餐主食与产后第一周相同，配菜以鱼香猪肝、麻油鸡、清炖鸽子、金针菇炖猪蹄、清蒸鳜鱼、口蘑腰片、红枣蒸鹌鹑、珍珠三鲜、豆焖鸡翅等为主，可适量喝些大枣猪脚花生汤、鸡血豆腐汤、菠菜猪肝汤、冬瓜薏仁汤、鲫鱼汤、青木瓜排骨汤，也可以适量吃些苹果热奶、猕猴桃红枣茶、水果等。同时在前面那些点心的基础上，可增加阿胶粥、麻油菜包等点心。

4、产后第三周，以催奶为主。此时，宝宝的食量加大，产妇必须有充足的奶水供应，饮食调理以补充蛋白质、多喝汤汁为主。营养其实在汤里，煲汤时不要用大锅，煲的时间不要太长，不然，会让汤料变得粗糙难咽。此时，产妇不宜再大量吃红糖，以防止血性恶露的持续。除了催奶，子宫也是需要食补的。这一时期的早餐应以小米蛋粥、红薯粥、鸡蛋羹、全麦面包等为主；中餐和晚餐主食在前两周的基础上，可增加一些鲫鱼汁粥、莴笋猪肉粥、牛奶梨片粥等，配菜以莲米苡仁炖猪骨、月母鸡、参芪武昌鱼、三丝银耳、白玉黄花菜、鸡丁鲜贝、栗子黄焖鸡、三鲜冬瓜、鲜虾西芹、虾仁芙蓉蛋、白汁牛肉等为主，可多喝些鲫鱼汤、昂刺鱼（黄颡鱼）汤、猪手汤、排骨汤、花生猪蹄汤、乌鸡白凤汤、三鲜豆腐汤、海带炖鸡汤、木瓜煲泥鳅汤、黄花豆腐瘦肉汤、豆腐酒酿汤等。饭后可适量增加一些新鲜水果。

5、第四周，产妇的身体基本恢复到常态，可以根据自己的需要正常饮食。

有些地方的习俗主张多吃鸡蛋，甚至一天要吃到 20~30 个。其实，这完全没有必要，因为一个普通人每天所能吸收的鸡蛋营养只有 2~3 个，产妇需要的营养多一些，但每天也不会超过 6 个。因此，产妇过多地吃鸡蛋，多余的营养不仅无法被身体吸收，被白白浪费，还会影响正常的消化功能。

大家见得最多的莫过于产妇吃红糖。因为红糖有散寒作用，它所含的葡萄糖远比白糖多，饮服红糖，可以使产妇全身温暖。同时，红糖里的铁、锌、镁、铜等物质还有补血、生乳、止痛的作用。

总之，产妇在月子里，饮食要多种多样，荤素兼备，富于营养，要尽量将食物做得软细些，使食物易于消化。只要产妇吃得好，身体就恢复得快，婴儿的奶水也充足，这样，母子营养丰富，身体安康，家里自然喜气洋洋。

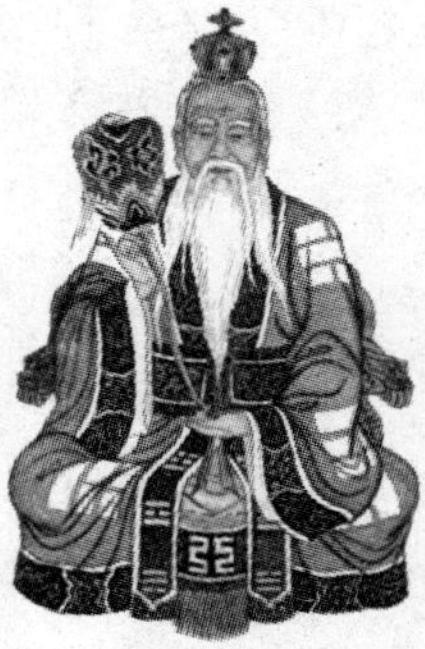

第五章 食物是最棒的保健品

“是药三分毒”,最好的保健品不是那些补药,也不是广告上吹得天花乱坠的那些营养保健品，而是我们一日三餐所要吃的食物。关注健康的朋友千万要记住:多花一块钱吃饭,可少花百块钱看病。

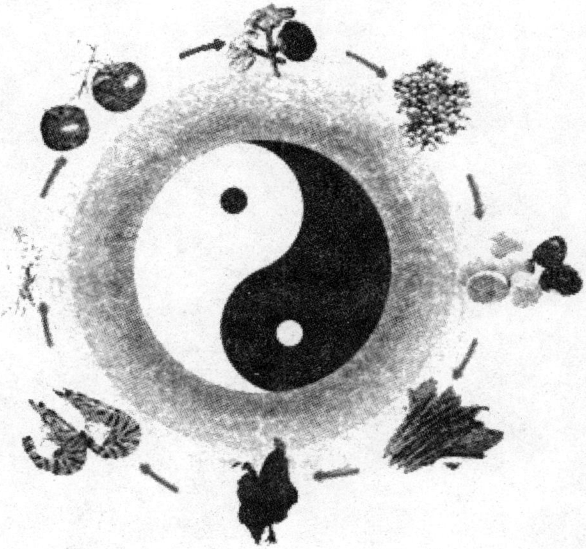

很多人仗着自己有公费医疗，或者单位可以报销医疗费，动不动就去医院开一堆补药，美其名曰是为了保健，为健康储蓄，其实他们陷入了保健的误区，最好的保健品不是那些补药，而是我们一日三餐所要吃的食物。

益智健脑食当道

吃点核桃仁，喝点乌鸡汤，吃点鱼头肉，不为脑犯愁。自己动手补脑，安全又健康，我们每天都在用脑，经常补脑，做事不会犯糊涂！

我曾答应去李东升家看看，给他做个身体检查，为他量身定做一套保健方案，但自从在网上和他碰面后，找我咨询的人越来越多，去他家看看的事我只好无限期拖延。李东升按耐不住，亲自大老远地跑到我家来了。

我给李东升的见面礼很简单：一杯清水，小半盘核桃。

李东升刚坐下，就迫不及待地把手伸向我。

我给他把了把脉，摸了摸他的手骨，又让他脱掉鞋，捏了捏他的脚，我发现他的病已经根本好转。我笑着对他说："恭喜你，你的病基本上好了，在我这里住上十天半月，我再给你按摩按摩，你就会痊愈。"

李东升很惊讶，眼神里有几

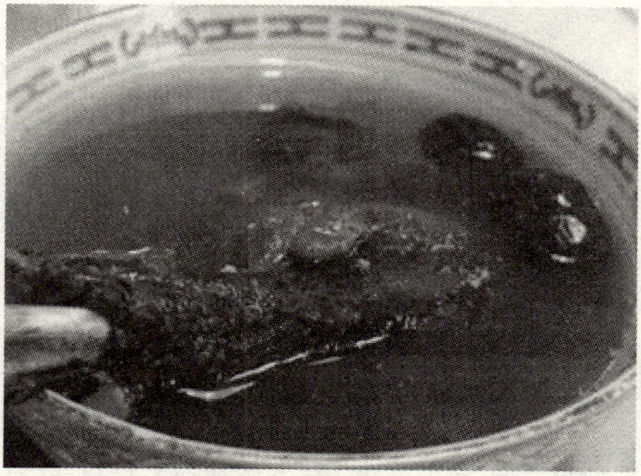

乌鸡有温中、益气、补精、添髓的作用

分感激。他坚持要请我们全家到外面吃饭,我说,替健康着想,在家里吃饭最安全。

我招待李东升的是乌鸡汤和蒸鱼头。李东升已经戒酒,我们便一边喝汤一边聊天。他说:“乌鸡汤可以治疗前列腺炎,这我知道,但我不知道蒸鱼头有什么功效。”

“补脑。你是个大忙人,既要治病强身,还要补脑。这是胖头鱼头,补脑的效果非常好,我经常用它补脑。对脑的保健要融入一日三餐中。”我解释说。

“对脑的保健要融入一日三餐中?”他有些不解。

“是的,俗话说‘益智健脑食当道’,我们每天都要用脑,不经常补脑怎么行啊?科学研究表明:脂肪、钙、维生素C、糖、蛋白质、B族维生素、维生素A、维生素E对大脑的生长发育有着重要作用,在日常生活中,我们要多吃核桃、芝麻、鱼头、猪肝、猪脑、瘦猪肉、牛肉、鸡肉、鸭肉、骨髓、海参、豆芽、鱼虾、海藻、蜂蜜、花生等等,上述营养成分在这些食物中的含量很丰富,可以有效地起到补脑健脑的作用。我这个人喜欢吃鱼,所以常用鱼头补脑。”

“你真行啊,把养生渗透到了生活的每一个细节。我想,你客厅里为我准备的那盘核桃,也是用来健脑补脑的吧。”

“是的,吃点核桃仁,喝点乌鸡汤,吃点鱼头肉,不为脑犯愁。这是我的补脑心得!”

其实,生活中处处都是保健品,只要我们善于利用,补脑又何难呢?现在生活条件好,像鱼头、乌鸡、核桃、花生等食物,在市场上都能买到,自己动手补脑,既安全又健康,何乐而不为呢?很多人不利用这些有利条件,动不动就把大把大把的钱拿到医院去开补药,这让我很不理解。看来,他们确实该多补补脑,脑子健全了,他们就不会犯糊涂!

护眼养目靠食补

近视是可以通过食物调理和保健的,例如吃胡萝卜炒猪肝,就可以起到保健眼睛的作用。具体做法是:胡萝卜150

克，鲜猪肝100克。将胡萝卜、猪肝洗净，分别切成薄片，炒锅加花生油烧热后，放入胡萝卜、猪肝炒熟，加适量盐即成。

李东升在我家里调养，我早晚给他按摩，做一些调理的饮食，日子过得很惬意，仿佛回到了大学那个年代。一天，我给他按摩时，他向我提出了这样一个问题：近视眼能不能不动刀、不做手术就治好？

我说，一个人如果已经高度近视，没办法不动刀、不做手术就把他治好。但是，我们为什么一定要等到高度近视的时候才想到治疗呢？我们完全可以在有近视苗头或轻度近视的时候就着手调理。

视力下降，这是现代社会普遍关注的问题。如何预防视力下降、矫正近视眼，许多机构和专家学者都提出了若干种方案，但这些方案并没有能阻止近视人数的不断攀升，没有能阻止近视人群的越来越年轻化。这些方案之所以不能成功，一个很重要的原因是他们只着眼于治疗，把近视者置于接受治疗的被动地位，实际上，近视者应该争取主动，为自己的视力做主。

换句话说，无论采取多么先进的治疗手段，如果不从近视者的营养问题入手，所有的成功也顶多是阶段性成功。实际上，我们完全可以从食物调理和保健入手。科学研究证明，食物对护眼美目有着不可低估的作用，眼结膜、角膜的光洁度、明亮度、眼睛的灵敏度和视力都与饮食营养密切相关。

近视是可以通过食物调理和保健的，例如吃胡萝卜炒猪肝，就可以起到保健眼睛的作用。经常吃这些东西，可以有效地预防近视。

我的儿子刚上高中时，视力下降，坐到教室最后一排，看黑板上的字是模糊的，很明显这是近视的征兆，并已经出现了轻度近视。他妈坚持要给他配副眼镜，我说，别以为戴起眼镜的样子很斯文，能不戴最好不戴，戴上近视眼镜就等于成了三等残废，你不要着急，我会想办法给孩子调理的。我找到他的班主任，希望能在三个月的时间里让孩子坐在教室前三排，班主任答应了我的要求，于是，我开始在饮食上对孩子进行调理，方法也很简单，就是炒猪肝给他吃。

具体做法是：胡萝卜150克，鲜猪肝100克。将胡萝卜、猪肝洗净，分别切成薄片，炒锅加花生油烧热后，放入胡萝卜、猪肝炒熟，加适量盐即成。孩子下了晚自习，我做给他吃，早上起来我也这样做，让他用保温盒带到学校中午吃。连续吃了两个半月，孩子发现，他站在教室的最后一排时，黑板上的字清晰可见。直到现在，我的孙子都很大了，我儿子也没有戴上近视镜。

医学研究证明：胡萝卜、猪肝富含维生素A，常吃可以增加角膜的光洁度，使眼睛明亮有神。相反，如果缺乏维生素A，就会使角膜角质化，使清亮透明的角膜模糊，甚至罹患夜盲症、白内障。

当然，肝脏的东西胆固醇含量高，不适合中老年人吃，有些孩子和年轻人也不喜欢吃肝脏，不过不要紧，条条大路通罗马，多吃芝麻鸡蛋饼也能保健眼睛，预防近视。

具体做法是面粉400克，花生仁20克，将之捣碎，黑芝麻20克，将之捣碎，同放碗中，打入鸡蛋1个，加白糖适量，调匀，做成饼，蒸熟，代早点食用。

芝麻鸡蛋饼富含维生素B1、B2，有保护结膜和角膜的作用，能有效防治眼角皱纹，并对视神经有营养作用。若维生素B1、B2缺乏，容易导致眼睛干涩、眼睑发红、视力模糊，甚至罹患视神经炎。

相对来说，芝麻鸡蛋饼的作用重在保健眼睛，而在预防和治疗轻度近视的效果上，它还是不如胡萝卜炒猪肝。

李东升听了我的这些话笑道：你给人看病，都是谈吃的，怎么不提及药物！

我说，很简单，食物是最好的药，也是最好的保健品。与其将钞票拿去换药，不如将钞票拿去买美食，因为我是半个美食家。

6

牙疼须靠吃来治

"牙疼不是病，疼起来就要命"，牙好胃口就好，身体就棒，吃饭就香。每天嚼两颗芹菜，或生吃半颗洋葱，喝点乳酪，或饮几杯绿茶，平常多吃些香菇、平菇、蘑菇之类的东西，你的牙齿会开开心心。

那天晚上，李东升吃饭时，突然感到牙疼，而且疼得很厉害。我立即给他做了按摩，让他喝了些醋。慢慢地，他的牙齿不疼了。他问我，牙齿疼得那么厉害，为什么不给他开些立竿见影的特效药。

我说，问得好，估计你以前每次牙疼时就吃特效药，结果你的牙齿经常疼。照我说的做，两三次后，保证你以后牙齿不再疼。他点头称是。

俗话说，牙疼不是病，疼起来就要命。很多人牙疼时吃不下饭，睡不好觉，闹得心神不宁，到处求医问药。其实，这种病完全不用去找医生，只要自己动动手，就能将其治好。

牙齿是食物的粉粹机，不能让它随便出现故障，要悉心呵护，除了勤刷牙外，还要勤保健，尤其是食物保健。有些天然食物里所含营养成分，能有效对抗造成蛀牙的口腔病菌、强化牙齿珐琅质，同时消除口气。这些纤维粗的食物就像扫把，可以部分扫除牙齿上的食物残渣，愈是费劲咀嚼，就愈能刺激分泌唾液，平衡口腔内的酸碱值，达到自然的抗菌效果。比如，芹菜就有这方面的功效，当你嘴馋时，千万别尽想着甜点零食，应大口大口地嚼些芹菜。

可能有些朋友会说，生嚼芹菜他们受不了，不要紧，还要很多东西可对牙齿实施保健作用，比如乳酪。乳酪里含有丰富的钙及磷酸盐，可以有效平衡口中的酸碱值，避免口腔处于有利于细菌活动的酸性环境，形成蛀牙。经常食用乳酪，还能够增加齿面的钙质，有助于强化和重建珐琅质，使牙齿变得更加坚固。

绿茶也是保健牙齿的东西，它含有大量的氟(其他茶类也有)，抗氧化的能力相当强。绿茶与牙齿中的磷灰石结合之后，能有效发挥抗酸防蛀牙的效果。绿茶中的儿茶素能够减少在口腔中造成蛀牙的变形链球菌，同时有效除去难闻的口气。不仅如此，常喝绿茶的人，还可以减少罹患心血管疾

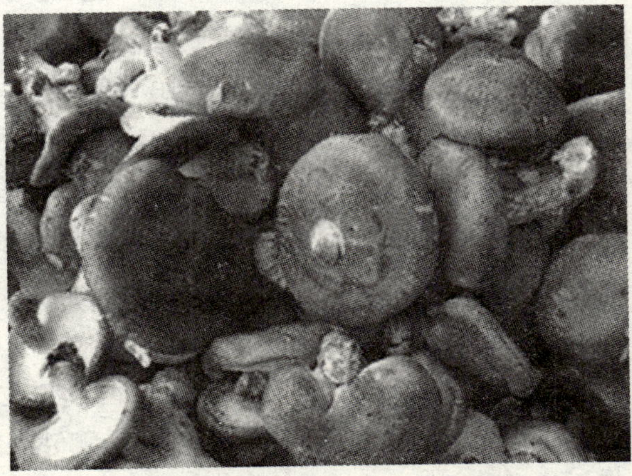

香菇中的香菇多醣体能有效抑制口中的细菌

病的风险，预防多种癌症。所以，建议那些牙疼的朋友，在用完餐或吃了甜点之后饮用2~5杯绿茶，只要养成这样的习惯，牙齿就不会出现疼痛的现象。

洋葱对牙齿的保健效果也很好。洋葱里的硫化合物是强有力的抗菌成分，专家们在试管实验中发现，洋葱能杀死多种病菌，其中包括造成蛀牙的变形链球菌，且以新鲜的生洋葱效果最好。建议大家每天吃上半颗生洋葱，这不仅能有效防治蛀牙，还能降低胆固醇、预防心脏病，提高人体的免疫力。

当然，我们绝不能忽视了香菇。香菇不但味道好，是提升免疫力的热门食物，还能保健牙齿。这是因为香菇里所含香菇多醣体(lentinan)能有效抑制口中的细菌，避免这些细菌制造牙菌斑。香菇风味独特，热量又低，不论煮汤、清炒或凉拌都很可口，每周吃2~3次，保证会让你的牙齿健健康康。另外，平菇、蘑菇、猴头菇等菇类食物，也有类似的作用。

总之，多找些美味的食物，让牙齿"开心开心"，它就会少"生气"，牙齿是为吃食物而生的，并不是为吃药而生，所以，没有必要用药物去惹它"生气"。只要牙齿不生气，我们就可以快乐地吃，吃出营养，吃出健康。

苗条身材吃出来

红豆含有丰富的维他命B_1、B_2、蛋白质及多种矿物质，有补血、利尿、消肿等功效，食用红豆瘦身，可使体重在两个月内降低13公斤左右，而且瘦的部位正是腰和大腿，再现女性的曲线美，重塑窈窕之姿。想减肥别饿着，苗条身材吃出来！

李东升在我家调理了十多天后，回南方去了，他的身体已经彻底康复。他是个大忙人，渐渐地，上网与我聊健康的次数少了。一天，好久没上线的陈秀丽对我说："你能不能给我开个减肥的方子？"我有些纳闷，她的身材一直很瘦。她说，不是她要减肥，她的侄女为了苗条身材，经常不吃饭，结果体重没减下来，身体却出了问题，前天居然晕倒在地，醒来还嚷着要减肥。

“这还不简单！多吃一点就是。”

“瞎扯什么，连饿都饿不瘦，吃还能变瘦？”

这是真的。要想减肥，先得多吃，补充营养。现在这些年轻人在瘦身时很容易陷入误区，认为饿几天身体就瘦了，大家难道没有听说过“楚王爱细腰，宫中多饿死”的典故吗？那些宫人直到饿死也没有饿出细腰身材来，可见，靠饿肚子是减不了肥的。

其实，很多人肥胖，不是因为营养过剩，而是因为体内的浊物没能及时排出，渗透到了血液里，导致虚胖。如果动不动就节食，营养跟不上，只能进一步使血压降低，渗透到血液里的浊物更无法排出来。结果减肥没有成功，反而惹出一身病。

所以，要减肥，首先要保证营养充足，血流量充足，这就得多吃，当然，多吃不是胡乱地吃，要吃那些有利于排毒的东西，将渗透到血液里的浊物排出来。

对于瘦身者来说，吃红豆是她们最好的选择。因为，红豆含有丰富的维他命 B_1、B_2、蛋白质及多种矿物质，有补血、利尿、消肿等功效，多吃红豆可以有效预防和治疗脚肿，减肥功效不言而喻。

同时，红豆中所含石碱成分可增加肠胃蠕动，减少便秘，促进排尿，消除因心脏病或肾病所引起的浮肿。对于女孩子来说，食用红豆减肥，可以使她们的大腿和腰部的曲线在短期内呈现出来，重塑窈窕之姿，连续食用两个月，可使体重降低 13 公斤左右，而且瘦的部位正是腰和大腿。

具体做法是：买来红豆，浸泡 24 小时，用砂锅煮两小时，然后将它吃了。既吃豆，也喝汤，每日餐后饮用，至少吃两个星期。红豆减肥法适合各种年龄段的人，且男女皆宜，是一种绝对安全且无副作用的减肥方法。

当然，对于那种胖得连肚子都凸出来的女性，红豆就要换一种煮法：红豆泡软后，隔水蒸熟，加入水和糖煮成豆沙，然后用细筛子滤去豆皮，加入切碎的陈皮茸煮十几分钟即可。每天餐后食用，连续一个月，就可以减少她们腹部的脂肪堆积，帮助她们告别大肚腩。

想减肥的女性朋友，一定要记住：想减肥别饿着，苗条健康的身体是吃出来的！

食物排毒有说法

人体内有大量的毒素，如不注意清理和排出，就会积毒致病。其实，人体内自有解毒排毒的器官，比如肝、肾、肠道等，只要我们有效利于食物中的营养成分，强化这些器官的解毒排毒能功，就能将体内的毒素大量排出体外。

“对了，我侄女脸上有很多青春痘，无论怎么治疗，总是治不断根，能不能像减肥那样，吃点什么东西就把它治好？”陈秀丽问道。

说句实在话，要治疗青春痘并不简单，要彻底根治，需要食疗物疗双管齐下。青春痘之所以出现，是因为体内有毒素，加上螨虫在皮肤里繁殖而形成的，因此，排毒不杀螨，或杀螨不排毒，都无法根治，必须药物和食物双管齐下。杀螨的药物好买，医院里、药店里，还有一些美容院里都有杀螨的特效药。我这里重点讲一讲排毒。

实际上，在日常生活中，只要我们善于利用饮食排毒，是能避免青春痘出现的，同时还能有效防治痤疮、口臭、便秘、头痛等不健康症状。

近年来，高脂肪食物、食品添加剂、杀虫剂、空气中的有毒排放物等越来越多的毒素充斥着我们的生活，我们的体内存在着不少毒素。很多人都重视排毒，却只知道选择洗肠、吃药，结果在排毒的同时，让身体不断地中“毒”。

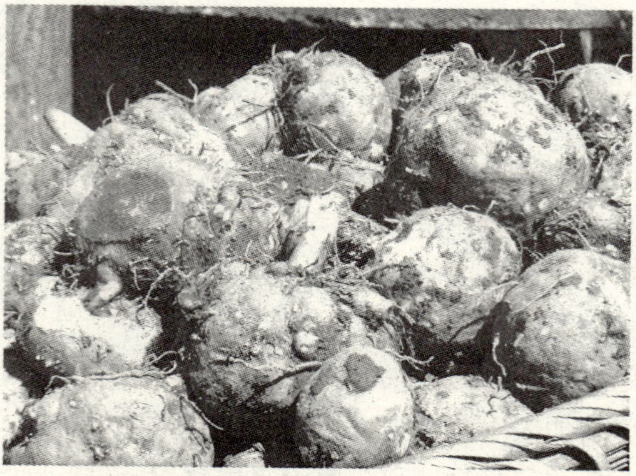

胃肠清道夫——魔芋

传统的中医理论认为，人体内的毒素，是由湿、热、痰、火、食积聚而成的，其中宿便的毒素是万病之源；西医则认为人体内脂肪、糖、蛋白质等物质新陈代谢产生的废物和肠道内的食物残渣腐败后的产物是体内毒素的主要来源。无论西医中医，他们都确认人体内有大量的毒素存在，如不注意清理和排泄，就会积毒致病。

其实，人体内自有解毒排毒的器官，要想有效解毒排毒，一定要充分发挥这些器官的功能。肝脏是重要的解毒器官，各种毒素经过肝脏的一系列化学反应后，会变成无毒或低毒物质。为了强化肝脏的这一功能，我们可以在日常饮食中多食用胡萝卜、大蒜、葡萄、无花果等食物，以帮助肝脏排毒。胡萝卜是有效的排汞食物，它含有的大量果胶可以与汞结合，有效降低血液中汞离子的浓度，加速其排出。每天进食一些胡萝卜，还可以有效刺激胃肠的血液循环，改善消化系统，抵抗导致疾病、器官功能老化的自由基因；大蒜中的特殊成分可以降低体内铅的浓度；葡萄可以帮助肝、肠、胃清除体内垃圾，还能增加造血机能；无花果富含有机酸和多种酶，可保肝解毒，清热润肠、助消化，特别是对 SO_2、SO_3 等有毒物质有一定的抵御作用。

肾脏是重要的排毒器官，它过滤血液中的毒素和蛋白质分解后所产生的废料，通过尿液排出体外。黄瓜、樱桃等蔬果有助于肾脏排毒。黄瓜的利尿作用能清洁尿道，有助于肾脏排出泌尿系统的毒素，它所含有的葫芦素、黄瓜酸等还能帮助肺、胃、肝排毒。至于樱桃，那是很有价值的天然食物，既有助于肾脏排毒，又有温和通便的作用。

肠道可以迅速排除毒素，但是如果消化不良，就会造成毒素停留在肠道，被重新吸收，给健康造成巨大的危害。魔芋、黑木耳、海带、猪血、苹果、草莓、蜂蜜、糙米等食物，都能帮助肠道等消化系统排出毒素。

魔芋又名“鬼芋”，在中医上被称为“蛇六谷”，是有名的“胃肠清道夫”、“血液净化剂”，能清除肠壁上的废物。

黑木耳中所含植物胶质有较强的吸附力，可吸附残留在人体消化系统内的杂质，清洁血液，经常食用还可以有效清除体内的污染物质。

海带中的褐藻酸能减慢肠道吸收放射性元素锶的速度，使锶排出体外，因而具有预防白血病的作用，此外，海带对进入体内的镉也有促排作用。

猪血中的血浆蛋白被消化液中的酶分解后，能产生一种解毒和润肠物质，与侵入人体内的粉尘和金属微粒反应后，会转化为人体不易吸收的物质，直接排出体外，有除尘、清肠、通便的作用。

苹果中的半乳糖醛酸有助于排毒，果胶则能避免食物在肠道内腐化。

草莓含有多种有机酸、果胶和矿物质，能清洁肠胃，强固肝脏。

蜂蜜自古以来就是排毒养颜的佳品，含有多种人体所需的氨基酸和维生素，常吃蜂蜜在排出毒素的同时，还能对防治心血管疾病和神经衰弱等有较好的效果。

糙米是清洁大肠的“管道工”，当其通过肠道时会吸掉许多瘀积物，将其排出体内外。

除了吃上述食物能促进人体三大解毒器官解毒排毒外，还有很多食物也可以起到解毒排毒的作用。例如芹菜中含有的丰富纤维可以像提纯装置一样，过滤体内的废物。经常食用可以刺激身体排毒，对付因体内毒素积累而引发的疾病，如风湿、关节炎等。此外，芹菜还可以调节体内水分的平衡，改善睡眠质量。

苦味食品一般都具有解毒功能。专家们对苦瓜的研究发现，苦瓜中含有一种蛋白质能有效增强免疫细胞活性，清除体内有毒物质。尤其女性，多吃苦瓜还有利经的作用。

绿豆味甘性凉，自古就是极有效的解毒剂，对重金属、农药以及各种食物中毒均有一定的解毒作用，它主要是通过加速有毒物质在体内的代谢，促使其向体外排泄。

茶叶中的茶多酚、多糖和维生素C都具有加快体内有毒物质排泄的作用。特别是普洱茶，科学家们研究发现，多喝普洱茶，有助于杀死癌细胞，经常坐在电脑旁的人坚持饮用，还能有效防止电脑辐射对人体产生的不良影响。

以上这些解毒的食物到底怎么吃，吃哪些，每个人应根据自己的身体情况而定，比如体内火旺的人，应吃那些中性或者凉性解毒食物较好；体内寒重的人，最好选择中性或者暖性解毒食物。总之，适合自己的解毒排毒食物才是最好的，否则，人家吃什么就跟着吃什么，不但难以达到解毒、排毒的效果，还很容易造成其他方面的不适。

科学饮食防衰老

女人过四十应注意：不食含铅过重的食物，不用炸过油条、鱼虾禽肉的食用油炒菜，少吃腌制食品，炒菜时油温不要过高，不吃霉变食物，远离煤烟、香烟、灰尘中的烟雾，常吃富含纤维素、维生素的水果，经常按摩腹部……

一天，张薇带着一位叫周蓉的同事上线。周蓉颇为苦恼地对我说，她刚过45岁，可是无论从手，还是从眼角看，她都明显地衰老了，听说我对防衰老很有心得，所以想从我这里取点“经”。

女人过四十，容颜衰老得快，这是普遍现象，却不是普遍规律，只要放松心态，科学饮食，就可以容光焕发，再现健康活力。

在日常生活中，要多食新鲜果蔬，饮食应清淡一点，要避免偏食或口味单一，注意饮食卫生。

不要食含铅过重的食物，这一类食物会使记忆衰老加快。因为铅会使脑内去钾肾上腺素、多巴胺和5-羟色胺的含量降低，从而造成神经质传导阻滞，导致记忆力衰退、痴呆症、智力发育障碍等，其最明显的特征是容易导致人脸色灰暗而过早地衰老。这种食品，最好不要吃，比如爆米花就是这样一种食物要切忌。

炸过油条、鱼虾禽肉等的食用油，因为受过高温，时间一长会生成一种叫过氧脂质的物质；长期在阳光下暴晒的咸鱼、狗肉及水产动物等，以及长期存放的饼干、糕点、油茶面、油脂等，也很容易产生哈喇味的油脂，继而分解成过氧脂质。在日常生活中，这种物质往往容易被人忽视，但大量摄入人体，会极大地破坏人体内的酸系统和维生素，是一种加速衰老的催化剂，这类食物最好不要吃，炸过油条、鱼虾禽肉等的食用油不要再用来炒菜。

腌制食品含有致癌物质，这类食品最好不要吃。谁都知道，腌制食品的制成是靠把食物上的食盐转化成亚硝酸盐，这种物质进入人体，在酶的催化作用下，会与体内各类物质发生作用，生成亚胺之类的致癌物质，因此，诸如咸鸡、咸鸭、咸肉、香肠等，不宜多吃，否则后患无穷。

炒菜时，应避免使油温过高。很多人认为，油锅烧得越旺，炒出来的菜就越香。其实，这是误解，因为油在高温的催化下，会释放出含有丁二稀成分的烟雾，长期吸入这种物质，会破坏体内免疫功能，严重的还容易引发肺癌。尤其是菜籽油，其在高温下释放的丁二稀成分，要比花生油所释放的高出22倍，致癌的危险性更大。因此，炒菜时，油温一定不要过高。

除此之外，还要注意不食霉变食物，远离煤烟、香烟、灰尘中的烟雾，茶具或水具要经常除垢，严防病菌、黄曲霉素、尼古丁及有害金属元素对人体的伤害。

苹果富含有纤维素、维生素B和维生素C，可调节人体生理功能；胡萝卜，富含维生素A，可使头发保持光泽，皮肤柔软；贝类，含有维生素B，有助于保持皮肤光泽；小鸡，含有无脂蛋白和维生素B，有利于增加皮肤弹性；菠菜，含有维生素和铁质，有助于保持皮肤和指甲的美观；橙子，有助于增加皮肤弹性，减少皱纹；金枪鱼，含有大量维生素D、钙和磷，有助于牙齿和骨骼的健康；山楂，有助于防衰老、美容、防癌和预防动脉硬化的作用。常吃这类水果，可以延缓衰老。

俗话说："欲得长生，肠中常清。"平常没事时，我们可以经常按摩腹部，帮助五脏六腑良性运行，将体内毒素排出体外。

一句话，只要在日常饮食中多关注细节，适时调养，按正确的方法调养，就可以延缓衰老，再现健康活力。

海虾补肾效果强

虾是补肾的极品。中医说，虾性温，能补肾、强身、通乳，适用于肾虚阳痿、腰膝酸软、倦怠无力等症。坚持每周一次性吃上半斤或一斤虾，就能增强肾动力。

一天，大学时的同学刘德璋上线了，他说他这两年身体不好，去医院检查，说是肾虚，吃了很多药，效果都不大。视频中的德璋老态龙钟，看到他这副样子，我有些不忍。

肾主水，是先天之本，生命之源，是人体最重要的器官。无论男人女人，只要肾功能不好，就意味着青春活力不再，衰老速度加快。对于中老年来说，要想保护好肾，恢复肾功能，最管用的办法是节欲，好吃。节欲不用我多说，无论男女，纵欲过度都会导致肾气虚弱，生命力不足。我这里重点讲一下好吃。

所谓“好吃”，说白了，就是饮食调养，通过调整饮食，多吃一些对肾有益的东西，给肾做保健。

补肾保肾的食物很多，比如虾就是补肾的极品。中医说，虾性温，能补肾、强身、通乳，适用于肾虚阳痿、腰膝酸软、倦怠无力等症。虾有海虾、河虾、龙虾之分，海虾的补肾效果强，成人一般吃上半斤以上，就会感到腰部舒适，但如果量太少，效果就不那么明显，这种虾最好是白灼或清炒后吃。

我喜欢虾的味道，经常吃虾。有一年冬天，我买了两斤多活海虾，回来后在锅中放入水，再加一点盐，放上姜、葱，水煮开了，再倒入虾，大火煮几分钟后，“白灼虾”就烧好了。由于买得多，我也只好多吃，一顿吃了一斤多。半小时后，我感到腰部渐渐暖和了，这是从未有过的感觉，很舒服。随着腰的复苏，腿也暖和了，浑身轻松，头脑清晰，眼睛发亮，我终于明白了什么叫“从量变到质变”。以前吃虾，没达到这个量，所以身体的反应不是那么明显，这次我无意中吃了那么多虾，功效一下子就显现出来了。

需要说明的是，河虾虽然补肾的效果不错，但吃多了很容易上火，使扁桃体发炎，咽喉不适。儿童吃多了还容易发热、出汗。河虾中的小虾米是补钙的最佳食品，可以直接油炸至酥脆后，连皮一起食用。常吃小虾米有助于孩子的骨骼发育，对孕妇的补钙效果也十分明显。有的孕妇小腿抽筋，吃了半碗油炸小虾米后，第二天抽筋现象就消失了。

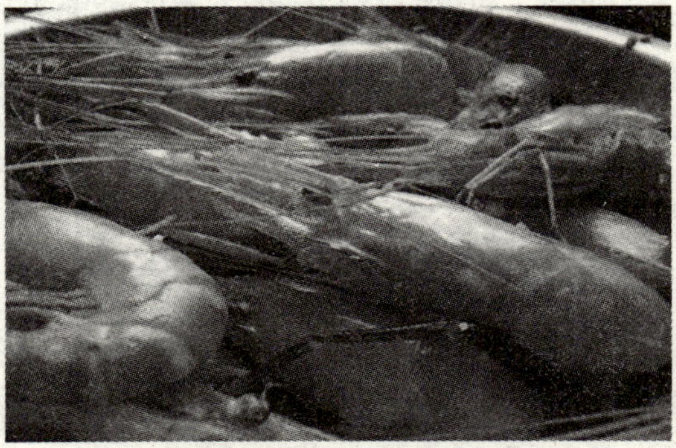

虾具有很好的补肾效果

至于龙虾，虽然补肾的效果不错，但这种虾天然生长的很少，人工养殖的多，由于养殖不符合规范，现在市场上卖的龙虾有很多让人不放心，最好少吃。

总之，只要坚持每周一次性吃上半斤或一斤虾，就能增强肾动力。千万不要嫌价格贵，一斤虾十多块钱，一周一次，一般家庭承受得起，这比起花钱买那些补肾壮肾的药要实惠得多，效果也更好，况且既补肾壮肾，又享受美食，填饱肚子，一举而几得，何乐而不为？

鳝鱼补血贡献大

几千年来，民间一直流传着“夏吃一条鳝，冬吃一枝参”的说法，黄鳝一身都是宝，可以治疗几十种疾病。对于贫血者来说，吃黄鳝补血，效果最为理想，但不能一次性吃得太多。

刘德璋说他的夫人气血差，问我如何补血。

我说，最好的办法还是吃，吃什么呢？最好是吃黄鳝。

黄鳝，又称鳝鱼，属淡水鱼族，肉味鲜美，营养丰富。科学研究发现，每 100 克黄鳝肉中，含蛋白质 18.8 克，脂肪 0.9 克，磷 150 毫克，钙 38 毫克，铁 1.6 毫克，还有维生素 A、维生素 B_2 和维生素 B_1 及多种微量元素。在黄鳝蛋白质中，又富含多种氨基酸，这些氨基酸都是人体所必需的。在 30 多种常见的淡水鱼中，黄鳝肌肉中的钙和铁的含量是最高的，蛋白质含量位居第三，仅次于鲤鱼和青鱼。因此，黄鳝是一种高蛋白质、低脂肪的营养滋补品。

很早的时候，人们就发现黄鳝具有很高的药用价值，几千年来，民间一直流传着“夏吃一条鳝，冬吃一枝参”，把黄鳝的滋补效果和人参相提并论，其滋补效果可见一斑。在我国历代“本草”中都有关于黄鳝药用价值的记载：其味甘，性温，无毒，入肝、脾、肾经，补虚损，除风湿，通经脉，强筋骨，主治痨伤、风寒湿痹、产后淋沥、下痢脓血、痔瘘。黄鳝的血能够祛风、活血、壮阳，可治癣、瘘、口眼歪斜、耳痛、鼻出血等疾病；黄鳝的头能够治疗积食不消，如果将其用柴火烧熟，内服还可以止痢疾；黄鳝的皮可用于治乳房肿痛；黄鳝的骨可以治疗虚劳咳嗽。可以说，黄鳝一身都是宝。

现代医学非常重视对黄鳝药用价值的研究,医学专家们从黄鳝肉中提炼出一种“黄鳝鱼素”,并从黄鳝鱼素中分离出黄鳝鱼素 A 和黄鳝鱼素 B。这两种物质都具有显著的降血糖作用,有效调节血糖的生理机能,两者合用,既可使血糖高的人降糖,又可以使血糖低的升糖,是糖尿病患者的理想食物。国内外学者在研究中还发现,黄鳝中含有丰富的 DHA 和 EPA(即保健品市场上的“脑黄金”),它不仅能使人的头脑变得聪明,而且这两种物质还具有抑制心血管病和抗癌、消炎的作用。

对于贫血的人来说,利用黄鳝补血,效果最为理想。在这里,我不妨讲一个故事:

十多年前,一个朋友的孩子贫血,而且经常流鼻血,身体极端虚弱,脸色蜡黄,胃口不好,吃什么都不香。他抱着孩子去看医生,医生给他开了一些药,孩子嫌药苦,怎么也不吃。没有办法,他跑来找我,问能不能用食补代替吃药。我建议他让孩子吃鳝鱼,一天吃一次,那时的鳝鱼不贵,这位朋友的厨艺也不错,他天天买来做红烧鳝段给孩子吃,一个月后,孩子红光满面,气色很好,很有精神,胃口大开,吃什么都香,人也长胖了,血色素已经恢复正常。

其实,以前,我爱人气血也差,工作又忙,我便在工作之余,经常烧鳝鱼给她吃。开始是加大蒜红烧,随后又整条清炖,效果不错。后来,我在一本医疗杂志上看到,把鳝鱼和猪肉混在一起红烧,补肾效果很好,于是,我又将鳝鱼和猪肉混着红烧,有时也清炖,既吃肉,又喝汤,一点都不浪费,这样调理了半年时间,她的气血恢复正常,整天精神十足。

当然,鳝鱼的补血效果虽然很好,但不能一次性吃得太多。补过了头,容易上火,尤其是孩子吃过了,还会性早熟。这一点,一定要注意。一般说来,身体健康的人,一周吃一次是最合适的。

多吃泥鳅身体好

泥鳅有“水中人参”之称,含有丰富的维生素、微量元素、以及抵抗血管衰老的不饱和脂肪酸,极具养生价值,具有调中益气、祛湿解毒、滋阴清热、疏通经络、补益肾气之功效,加上其肉质细嫩,味道鲜美,故民间有“天上斑鸠,水中泥鳅”的说法。

跟刘德璋说完吃黄鳝的事，我又跟他说起了吃泥鳅。我对他说：和黄鳝一样，泥鳅也是水族中的营养极品。

我有一位表哥，出生时不足月，三月就断奶，靠喝红糖米汤粥度过哺乳期，那年头虽然粮食缺乏，吃不饱，穿不暖，但生态环境好，老家的田沟河沟里泥鳅特别多，他放学后经常去那些地方捉泥鳅。家里穷，没有什么调料，连炒菜的油都没有，他把捉回来的泥鳅和着大蒜煮汤喝。虽然，冬天很冷，没袜子穿，衣服也很单薄，但我没见过他患感冒或生冻疮。直到后来我研究中医才明白，他这都是拜泥鳅所赐，泥鳅也是一味很好的药，且有大补之功效。

中医认为，泥鳅味甘性平，能调中益气、祛湿解毒、滋阴清热、疏通经络，补益肾气。泥鳅的医药价值很高，据《本草纲目》记载，泥鳅有“水中人参”之称，含有丰富的维生素、微量元素，以及抵抗血管衰老的不饱和脂肪酸，极具养生价值。泥鳅有“暖中益气”之功效，能暖中益气，能解酒、利小便、壮阳、解毒、收痔。此外，还对消渴、皮肤瘙痒、腹水、痔症、疥癣等疾病有一定的疗效。泥鳅中所含蛋白质、脂肪、钙、磷及维生素等成分，均超过一般鱼类，并且因为泥鳅补而能清，诸病不忌，故被称为食疗上品，而且，泥鳅肉质细嫩，味道鲜美，故民间有“天上斑鸠，水中泥鳅”的说法，是典型的高蛋白低脂肪的营养食物。

三十多年前的一天，我去开家长会，看到孩子的班主任爱喝冷水，他一边给家长们讲，一边喝。当时正是深秋时节，天气有些寒凉，我见他不停地喝冷水，知道她肝火大，贪凉。我仔细地审视了他那张脸，脸上没有光泽，肤色有些干枯。开完会后，我主动找到班主任，他说他从小就是这样，看过很多医生，也吃了不少药，都不见效，所以一年四季都要喝冷水，每天要喝好几大杯，有时还觉得不解渴。我说，这主要是因为你肝火大，并且已经伤及胃肠、肾脏，造成气血两亏。听了我的话，他很吃惊，问我有什么解决办法。我告诉他，一个星期吃两次泥鳅汤，熬汤时，只需加入南瓜、蒜和油盐就行了，吃时连汤带泥鳅全部吃。像这样吃上一个月后，改为一周一次，定时定量。他照我所说的去做了，第二个学期，我又去开家长会，他红光满面，肤色不再干枯，讲起话来很有精神。他连连向我致谢，我说，不用谢我，要谢谢泥鳅。

所以，大家千万不要忽视了泥鳅这道美食，尤其是那些体质虚弱，肝火太旺或者体内寒重的人，平常应多吃一些泥鳅。

五脏六腑黑米补

黑米性温，能益气补血、暖胃健脾、滋补肝肾、止咳喘，特别适合脾胃虚弱、体虚乏力、贫血失血、心悸气短、咳嗽、哮喘、早泄、滑精、尿频等患者食用。

我天天在网上谈吃的，网友们给我取了个绰号：好吃先生。一天，一位叫肖咏秋的女士对我说：什么虾呀，黄鳝，泥鳅呀，价格都很贵的，你能不能给我介绍一些不怎么花钱的养生保健方子？她还说她信佛，已经很长一段时间不吃荤了。

我明白了，这是一个素食主义者。于是，我给她推荐了黑米粥。

中医认为黑米性温，能益气补血、暖胃健脾、滋补肝肾、止咳喘，特别适合脾胃虚弱、体虚乏力、贫血失血、心悸气短、咳嗽、哮喘、早泄、滑精、尿频等患者食用。西医也认为黑米的营养价值明显要高于大米，其蛋白质、多种维生素及微量元素的含量是大米的1~3倍，而且黑米中富含膳食纤维，其血糖指数仅为55（白米饭为87），特别适合糖尿病人食

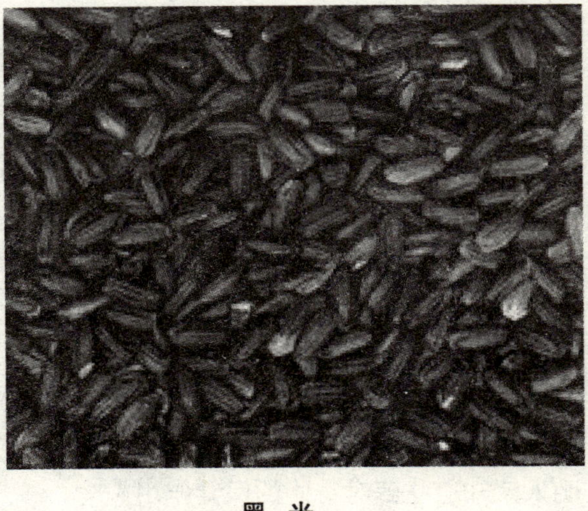

黑　米

用。黑米中的钾、镁等矿物质还能有效控制血压、减少心脑血管疾病的患病几率，尤其是患心脑血管疾病的人，应多吃黑米有益。

黑米的外皮，也就是脱壳之后的“糙米”，有很好的营养价值，但要把它煮烂很困难。所以，在煮黑米时，最好先浸泡一下，浸泡胀化为止，然后用高压锅烹煮。黑米一定要煮烂，未煮烂的黑米很难消化、吸收，再好的食物如果不能吸收，也不会对身体起什么作用的。

当然，由于黑米比较粗糙，吃起来口感不是太好。不过，要改变口味还是很容易的，我们可以用粉碎机先将黑米打碎再煮，或者将黑米粥打成稀糊状。这种黑米糊吃下去后胃肠感觉特别舒服。粥里还可以加鸡蛋、红枣、核桃仁、黑芝麻、阿胶、冰糖，这样口感会更好，这些东西综合在一起，既能补脾胃，又能补血补肾。贫血、气虚乏力的人，吃上两天，头就不再晕眩，体力得到恢复；因为黑米粥的补血效果较快，患有心脏病的人服用后，会很快缓解胸闷、胸痛的症状。

此外，常喝黑米粥对身体减肥、光滑肌肤也有较好的效果。

所以，要想用素食保健的朋友，不妨多喝点黑米粥，身体健康的人可以喝，身患重病或者体质虚弱的人也可以喝，坚持常喝，效果会非常明显。

大蒜能防众多病

大蒜具有强大的杀菌抗菌作用，它是肝脏的守护者，是胆固醇的克星，能抑制肿瘤，抵抗衰老，能预防和治疗几十种常见病，是廉价和优质的天然保健品。

一天，肖咏秋向我抱怨说：“有些人张口就有一股刺鼻的蒜味，我很讨厌跟这些人说话，他们怎么这样不顾及别人的感受！”

我说，其实，你不要抱怨人家，蒜是好东西，人家爱吃蒜，说明人家知道吃蒜对身体的保健作用。

大蒜味辛性温，有强烈的刺激性气味。大蒜中含有丰富的蒜辣素，具有强大的杀菌抗菌作用，它能预防和治疗很多种疾病，是廉价而优质的天然保健品。

大蒜是肝脏的守护者。科学研究发现，大蒜能有效抑制脂质过氧化酶的活性，防止肝细胞膜被其损伤，从而有效保护肝脏。专家们经研究发现，大蒜能有效阻止汞、镉等有害元素被肠壁吸收，提高肝脏的解毒功能；每天口服大蒜 3 次，每次 4 片（约 1.2 克），连服 1 个月为 1 个疗程，能有效治疗黄疸型肝炎、防治铅中毒。

大蒜是胆固醇的克星，还能减脂肪，降血脂。美国的医学专家通过研究和临床实验证明，大蒜能有效防止血浆胆固醇升高，从而有效降低血脂，其降脂作用甚至比目前常用的降脂药物要明显。这一重大发现，大大提高了大蒜的药用价值，并被延伸用于对付心脑血管疾病。

大蒜是天然的抗生素，它对很多肠道致病细菌（常见的金黄色葡萄球菌、链球菌、大肠等）都有抑制和杀灭作用，大蒜也因此而享有了“胃肠消毒剂”的美称。而且，与其他抗生素经常面临着耐药问题不同的是，细菌对大蒜几乎产生不了抗药性。

大蒜可以防止血栓形成，预防中风，阻止心脏病发作。因为大蒜含有一种叫 ajoene 的化合物，它可以润滑血液中的血小板。血小板越润滑，就越不容易凝结在一起形成血栓，而血栓正是心脏病发作和中风的重要病因。高血脂的人每天坚持吃半头大蒜，可以有效地控制和缓解他们的病情。

大蒜能抑制肿瘤。中国、意大利、瑞典、荷兰等几十个家的专家们研究发现:与不怎么吃蒜的人相比，喜欢吃蒜的人（每天吃 6 瓣以上），患结肠癌的几率下降 30%，患胃癌的几率下降 50%；大蒜在预防前列腺、喉癌、膀胱癌和乳腺癌等方面也效果明显。研究人员将大蒜提取物注射到患有肿瘤的动物身上，发现大蒜对肿瘤有明显的抑制作用，虽然，这一结论还没有应用到临床试验上，但大蒜对肿瘤的抑制作用已经得到了学术界的公认。

大蒜还能抵抗岁月，留驻美丽。一个人的容颜之所以会衰老，是因为氧化的作用。科学家们研究发现，大蒜中含有丰富的抗氧化剂，能明显降低血清中过氧化脂质的含量，从而增强体质，提高机体的免疫力。不少学者甚至将大蒜和人参进行了比较，发现蒜氨酸、大蒜的乙醇提取液，这两种物质的体外抗氧化活性要优于人参，抗衰老的作用非常明显。在民间，人们甚至用大蒜配制“壮阳”秘方，这样的秘方在民间已沿用了上千年。

此外，大蒜还能预防和治疗感冒、头痛鼻塞、恶寒发热、急慢性鼻炎、鼻窦炎、百日咳、上感咳嗽、慢性支气管炎、肺结核、结核性胸膜炎、鼻血不止等等。比如，预防流行性感冒时，只需将大蒜捣烂取汁，加水 10 倍用以滴鼻，或口含两片生大蒜，就可以达到预防流行性感冒的目的。

当然，大蒜的好处虽然不胜枚举，但不是万能的，也应有所禁忌。

首先，大蒜对眼睛有害，所以，有眼病的人不宜多吃大蒜。

其次，阴虚火旺的人——经常有面红、午后低热、口干便秘、烦热等表现的人也不要吃太多的大蒜，因为大蒜会让阴虚的状况加剧。

再者，有胃溃疡及十二指肠溃疡或慢性胃炎的人，应忌食大蒜，因为大蒜的辛辣味会刺激胃肠道，使胃肠黏膜充血、水肿加重，促进渗出，从而加剧病情。

此外，哮喘病人以及严重的心脏病人也不宜食大蒜。

“万寿”不可无姜

钱塘净慈寺有个和尚，八十多岁，颜色如童子，问其长生不老之术，他说连续吃了四十年生姜，所以不老。生姜可以预防和治疗上百种疾病，是常用的保健食物，正所谓“朝含三片姜，不用开药方”，而姜汤则被形象地称为“还魂汤”。

虽然，我谈了一大堆吃蒜的好处，但肖咏秋就是不接受吃蒜一说，并说她宁愿吃姜，也不吃蒜，她忍受不了那个气味。提到吃姜，我的话匣子又打开了。

姜是可以和蒜媲美的祛病保健食品，在中医里，姜是必不可少的一味药。现存最早的中药专著《神农本草经》里就有关于姜的记载：“干姜，味辛，性温，主胸满、咳逆上气，温中、止血、出汗、逐风、温脾，肠澼、下痢。”李时珍在《本草纲目》中也推崇姜的妙用：“姜，辛而不劳，可蔬，可和，可果，可药。”

我们的古人很早就有吃姜的习惯，比如孔子就有一年四季不离姜的习惯，他在《论语·乡党》中说：“不撤姜食，不多食”；南宋朱熹在《论语集注》中解释说：“姜能通神明，去秽恶，故不撤。”苏东坡在《杂证》中记载了这样一个故事：钱塘净慈寺有个和尚，八十多岁，颜色如童子，问其长生不老之术，他说连续吃了四十年的生姜，所以不老。

可见，古人很重视姜的养生保健作用，因而，长期以来，民间流传着“朝含三片姜，不用开药方”，“冬有生姜，不怕风霜”，“冬吃萝卜夏吃姜，不劳医生开药方”，“家备小姜，小病不慌”等说法。

姜性温，里面含有大量的“姜辣素”，能刺激胃肠黏膜，使胃、肠道大量充血，从而增强消化能力，并能有效防治因贪吃寒凉食物而引起的腹胀、腹痛、腹泻、呕吐等疾病。

吃过生姜后，会有通体发热的感觉，这是因为生姜能使血管扩张，加快血液循环，促使身上的毛孔张开，此举不但能把体内多余的热量带走，同时还能把体内的病菌、寒气一同带出。所以，过多贪食寒凉食物，或者骤然被雨淋，或在空调房间里待得过久的人，只要吃点生姜，或喝碗姜汤，就能及时排除寒气，消除因机体寒重造成的各种不适。

姜可以治疗很多种疾病，诸如感冒、吃过食物后腹胀、受凉引起的腹泻、口腔溃疡、牙周炎、口臭、咽喉发痒、咽喉肿痛、孕期呕吐、小儿吐奶、消化不良、食欲不振、关节痛、痛经、酒后头痛头晕、手脚已生冻疮但未破溃、长痱子、头屑多、掉发、狐臭等病，以及误食了毒蕈等，都可以用姜做药方治疗。至于怎么配方，很多医书上都有记载，我这里主要讲其日常保健作用。

十年前，有位堂弟，身体非常差，特地来找我看看。我见他体内寒湿重，且已有高血压倾向，便向他建议：每天晚上用姜水泡脚，持续不断的话，我相信不到半年的工夫，你的身体会明显好转。他有些疑惑。我说：你不用怀疑，人们每晚洗脚难道仅仅是从卫生角度考虑？泡脚本来就有利于身体健康。你体内寒湿重，经络瘀堵不畅，每晚用姜水泡脚，有助于去寒、降血压。同时，生姜又是助阳之物，所以，中医里有“男子不可百日无姜”之说。因此，常用生姜水泡脚，既可去寒、降压、又可补肾，防治前列腺炎等疾病。

这位堂弟最后听了我的话，回去坚持每晚用生姜泡脚，果然不到半年时间，身体明显好转，可以和正常人一样干一些繁重的体力活儿。

姜的唯一不足之处就是常吃会引起肝火太旺，所以一般情况下，肝炎病患者忌吃姜，口干、便秘、患痔疮的病人也要少吃。其他人群如果怕吃姜引起肝火旺，可以配一些舒肝、理气的食物，比如山楂、菊花，用它们泡茶喝，这样就可以消除生姜所引起的燥热而不伤身体。

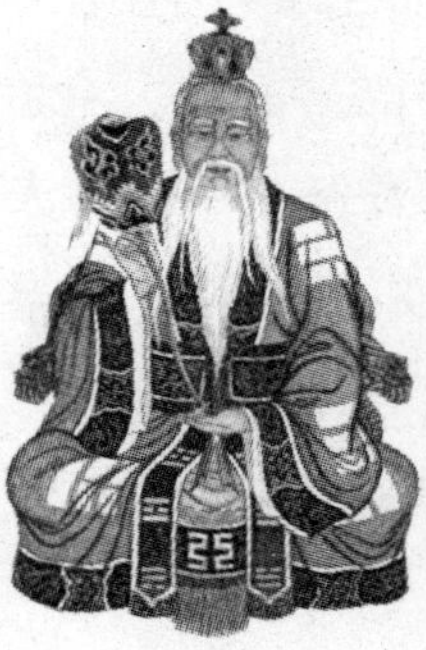

第六章　食疗胜过药疗

大医无药，医者的最高境界不是教人怎样吃药，而是教人怎样“吃饭”。“药王”孙思邈活了 101 岁，但他长寿的秘诀不是吃药，而是“吃饭”。这位“药王”用理论和实践向我们证明：食物是最好的药！

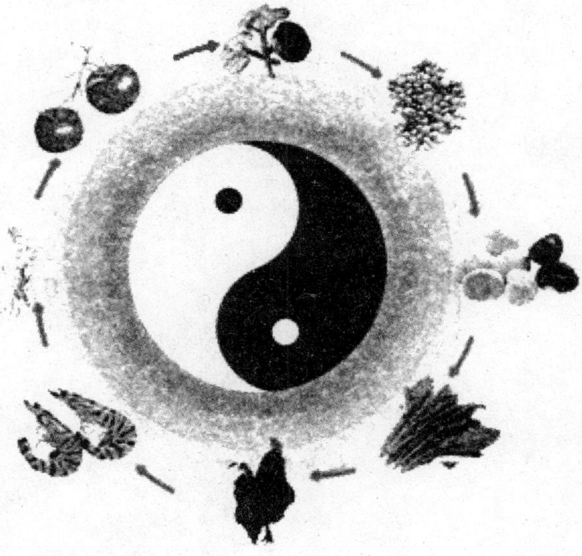

“好吃先生”的绰号在网上流传开后，找我谈吃的网友越来越多。

有网友问我：照你这么说，只要有病，就去吃东西，医生岂不要失业？

我说：放心，即使全世界的患者都学会了自己看病，医生也不会失业。

既然大家都说我是“好吃先生”，那我们就继续谈吃的，我们坚信：食疗胜过药疗。

高血压不用怕 几根海带搞定它

海带炖豆腐不仅可以治高血压，还可以减肥，有效用于甲状腺机能亢进症、颈淋巴结核、高血脂等病症的食疗。花钱不多，效果好不说，味道还挺鲜美！

高血压是一种“富贵病”，但并非得这种病的人都是有钱人。很多人得了高血压，长期吃药，感觉经济上压力很大。其实，这种病完全不用花太多的钱，吃几斤海带就可以搞定它。

李长明是丰都县人，现在60多岁了，十多年前下岗，家庭经济条件很不好，更不幸的是他患上了高血压。高昂的医疗费压得他喘不过气来，几年下来，生活彻底陷入困顿之中。在一位朋友的介绍下，他找到了我，希望我能给他开个偏

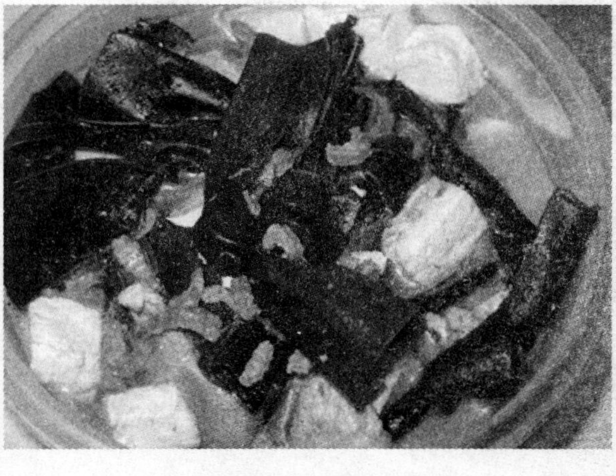

海带炖豆腐

方。

我想了想对他说，不需要开什么偏方，你回家买几斤海带，拿回家炖豆腐吃，过段时间，你的高血压就会降下来。

具体做法是：取海带100克，豆腐200克，精盐、姜末、葱花、植物油各适量。先将海带用温水泡发，洗净切成菱形片，豆腐切成大块，放入锅内加水煮沸，捞出晾凉，切成小方丁。炒锅加油烧热，放入姜末、葱花煸香，再放入豆腐、海带。加水适量，烧沸后改用小火。加盐，大约30分钟即成。

他有些茫然，显然不相信我所说的话。

我说：你相信我，我用这种方法治好了好几位高血压患者。这道菜不仅可以治高血压，还可以减肥，并可有效用于甲状腺机能亢进症、颈淋巴结核、高血脂等病症的食疗。这道菜的味道很鲜美，既治病，又能享受美食，并且花不了几个钱，你还犹豫干什么呢？

几个月后，他打来电话，说他的血压降下来了，并说有机会请我品尝他做的海带。

所以，患上高血压的朋友不用害怕，每餐吃几根海带就可以搞定它。

海带炖豆腐可以治疗高血压，还有几种以海带为原料的菜也可以治疗高血压，比如薏苡仁海带蛋汤、脆溜海带、海带决明汤、海带燕窝降压汤、青椒海带丝、芹菜凉拌海带、绿豆海带粥等，都可以治疗高血压。在此，我介绍一下薏苡仁海带蛋汤的做法：

取薏苡仁20克，海带30克，鸡蛋2个，食油、食盐、味精、胡椒粉各适量。先将海带洗净切条，与洗净的薏苡仁一同放入高压锅内，加水烧至极烂。铁锅置于旺火上，放入食油，将打匀的鸡蛋炒熟，立即将海带、薏苡仁连汤倒入，加盐、胡椒粉适量，煮片刻，起锅时加味精即成。此菜还可用于冠心病、风湿性心脏病等疾病的食疗。

每天苦着脸吃药治高血压的朋友，不妨开心一些，买本菜谱，高高兴兴地买点海带，好好地做几道菜，坚持一段时间，你会发现自己在享受美食的同时，高血压跟你说再见了！

哮喘病真痛苦 吃药不如吃豆腐

萝卜炖豆腐就是最好的偏方，你回去按我说的方法做，治不好你的病，你来找我。大医无药，吃得好，不如吃得巧。

一个周末的下午，天气不错，我想出去走一走。刚到小区门口，就遇到了一个面赤唇红、喘息哮鸣的乡下人，大约50多岁。他对我说："听说这里面有个姓夏的人会治病，我不知道他的联系方式，请问你认识他吗？"

我问他想做什么，他说他哮喘得厉害，想找那个会治病的人开个啥偏方。

我说：你不用去找他，他也没什么偏方，你回家每天吃两碗萝卜炖豆腐就可以了。

他不信，坚持要去找那个人，我只好告诉他我就是他要找的人。但他依然要我给他开个偏方。

我说，这就是最好的偏方，你回去按我说的方法做，治不好你的病，你再来找我。随后，我告诉他这道菜的做法：

做法一：麦芽糖100克，豆腐500克，生萝卜汁1杯，混合煮开，为1日量，分早晚2次服。

做法二：鲜豆腐200克，同中药麻黄、杏仁各9克一起加水煮1小时，去药渣，吃豆腐喝汤。

我对他说：我之所以告诉你两种方法，是怕你吃腻了，两种做法换着吃，这样效果很好，花钱不多，一天就两三块钱，就当是吃菜。不过，你要有点耐心，食疗不像药疗那样立竿见影，要坚持一段时间。

过了段时间，这个人又来找我，他说那次回家后，到市场买了一大堆白萝卜、几包麦芽糖，此后他每天早上起来所做的第一件事情就是去市场，买最新鲜的豆腐。谁知道，真的很神，头几天他觉得很喘，大约二十多天后，就喘得不那么厉害了，现在只有些轻微的喘气。他说，相信再坚持一段时间，哮喘就会消失，没想到不用去医院，花小钱也能治大病。

是呀，老祖宗给我们留下了丰富的医学遗产，将日常生活中的许多东西都入药了。豆腐和萝卜是我们日常生活常吃的东西，可是，有多少人在意它们呢，没想到它们在治疗哮喘病方面，竟有如此神奇的功效。真正是，大医无药，吃得好，不如吃得巧。

肾炎病折磨人 吃点瓜皮就能行

两个星期后，老伍的儿子抓了一只柴鸡到城里找我，说他老爸的肾炎已经好多了，让我再给他配两副药。我笑着他说：哪是什么药啊，不过是西瓜皮。我们吃西瓜肉，你老爸吃瓜皮，我还赢了一只柴鸡……

1995年7月，我回乡下探望年迈的父母，看见邻居伍广元脸色枯黄，骨瘦如柴。我问他气色为什么这么不好，他说自己患了肾炎，吃什么都没味，身体不行，问我能不能给他介绍点特效药，好让他早点结束这难熬的“无味”生活。

是呀，肾炎是很折磨人。患上肾炎的人，是不能吃食用盐的，只能用另一种无咸味儿的盐代替食用盐，以补充体内盐分。对于吃惯了食用盐的人来说，这无疑是一种折磨。因此，面对“无味”的生活，很多肾炎患者都感觉度日如年。

都说“远亲不如近邻”，我离家在外，他没少照顾我父母，和我哥嫂家关系也好，我很想帮助他，但一时也想不到有什么特效药，更想不到有什么“有滋有味”的食物推荐给他。

当时，天气很热，我在集市上买了一大筐西瓜，带回家里。我切了两个瓜，招呼大家吃，但他不敢接，说生病期间不能吃冷的。一位邻居开玩笑说，吃一块吧，说不定西瓜还能治肾炎。

真是一语惊醒梦中人，我突然想起西瓜皮是可以治肾炎的。我找来一个大罐头瓶，将干净的西瓜皮切碎，足足有1斤多，我又称了半斤白糖，将其和切碎的瓜皮拌匀，倒进罐头瓶密封，然后递给他说：三天后拿出来吃，一次吃1两，一天吃3~4次。实在不想这样吃的话，你还可以拿开水冲泡当茶喝。

老伍很惊讶地看着我，一方面是因为他没有看见别人吃过西瓜皮，另一方面是因为医生特意嘱咐过他不要吃生冷的东西。先前那个开玩笑的人也向我投以惊讶的目光。

我对老伍说：西瓜皮能治肾炎，你大胆地按我所说的方法吃吧。这只是我给你配制的一种“药”，其他几种，我还要给你配制，不需要你花钱，肯定能治好你的病。

午饭后，我又切了一个瓜，将瓜肉掏空，装入大蒜，盖好纸，用泥封固，置微火中烤干，研成霜，每3克做一个小药丸，然后用瓶子装上。这副“药”配好了。

随后。我又用250克西瓜皮和两个蒜瓣，配制了另一副“药”，即将大蒜去皮，插在切碎的西瓜皮上，蒸熟，装在一个小碗里。

我将这两副“药”送到老伍家里，对他说：你先将我蒸熟的西瓜皮吃了，一天吃两次，分三天吃完。吃完这些蒸熟的西瓜皮，你就吃这个瓶子里的瓜皮丸子，一天两次，一次一颗。等吃完我给你配的这三副“药”，你再打电话给我，我再给你配制。

……

两个星期后，老伍的儿子抓了一只柴鸡到城里来找我，说他老爸的肾炎已经好多了，让我再给他配两副“药”。

我笑着对老伍的儿子说：哪是什么药啊，不过是西瓜皮。我们吃西瓜肉，你老爸吃瓜皮，我还赢了一只柴鸡，这种野味可是极品呀！

两个月后，老伍的肾炎彻底康复，过起了有滋有味的生活，吃什么都香。

可见，肾炎也没什么可怕的，吃点西瓜皮就可搞定它。

风湿性心脏病 鹌鹑蛋可搞定

鹌鹑蛋有补气血、安神志的功效，是滋补之珍品，在我国民间，用鹌鹑蛋治疗过敏性哮喘和风湿性心脏病，已有上千年的历史。我的母亲也患过风湿性心脏病，她坚持每天早上冲服两个鹌鹑蛋，调理了半年，病好了，再也没有复发。

余锦山是我多年的老朋友，一天他给我打来电话，说他得了风湿性心脏病，很痛苦，希望我能给他开个方子，好好治疗治疗。

这种病确实很痛苦，我的母亲就患过这样的病，症状表现为：心脉痹阻，血脉不畅，血行失度，心失所养，心神不安，心悸、怔忡，四肢逆冷，面色㿠白，颧面暗红，唇舌青紫，浮肿，咳嗽气短，胸闷脘腹痞胀，不能平卧等等。

我对他说：你每天早上冲服两个鹌鹑蛋吧！这是最简单也是最经济的方子。

“鹌鹑蛋也能治风湿心脏病？”老余有些惊讶。

“肯定能，我母亲也患过风湿心脏病，她就是用这种方法调理好的。”为了让他放心，我给他讲了一通有关鹌鹑蛋的知识。

鹌鹑被称为“动物人参”，非常适合婴幼儿、孕产妇和年老体弱的人食用，有补血、养神、和胃、健脑、降脂、降压、益肺之功效，药用价值非常高，鹌鹑的肉、蛋、血都可入药治病。据《本草纲目》中记载，鹌鹑肉性味甘平，有补五脏、益中气、实筋骨、耐寒暑、消积热的功效。在日本，有一本书叫《养鹑》，它把鹌鹑与人参、蝮蛇并称为滋补佳品，并认为鹌鹑对肺病、胃病、心脏病、高血压、糖尿病、哮喘、贫血、支气管炎、代谢功能障碍等有很好的疗效。可见，鹌鹑是难得的滋补调理佳品，它的肉除了可以用来煮、烤、卤、炸、炖和做汤外，还可与中药共煮，对泻痢、疳积、湿痹、肺结核、神经衰弱等病症均有良好的疗效。而鹌鹑蛋则有补气血、安神志的功效，是滋补之珍品，在我国民间，用鹌鹑蛋治疗过敏性哮喘和风湿性心脏病，已有上千年的历史。

……

听了我的解释，老余心中的疑团很快消散，说明天就去市场上买鹌鹑蛋，照我的吩咐服用。

两个星期后，老余打电话告诉我说，他感觉身体舒服多了，又说鹌鹑蛋的味道不错，他已经养成了每天早上冲服鹌鹑蛋的习惯。

患有风湿心脏病的朋友，不妨听听我的忠告：每天早上起来冲服两个鹌鹑蛋！

要治脑血栓 海带海参吃几餐

海带誉为“长寿菜”、“含碘冠军”，海参被称为“长寿之神”，是脑血栓的天然克星。我让老周坚持每天吃清炖海带或经常吃海参炖猪蹄，一年后，他的脑血栓康复了。

周志昆先生是我们单位的退休职工，现年六十九岁，去年五月去医院检查，被确诊患上了脑血栓病。他在医院抓了药，又跑过来找我，要求我给他开些食疗方子。他说，得了老血栓病仅仅靠吃药，是不能根本解决问题的，应该药疗食疗同时进行。

我很佩服老周的保健和康复理念，像他这样的人肯定会健康长寿。当然，要给他开个食疗方子，必须仔细分析脑血栓形成的原因。

现代医学研究表明，引发脑血栓的原因主要有两个：一是现代生活水平提高后，摄入的动物脂肪过多，造成高脂血症、高黏血症，致使血液黏稠凝聚形成动脉硬化斑块，阻塞心脑血管；二是由于高血压、动脉硬化造成了血管自身的病变，如血管内膜增生、血管内皮功能障碍、血管痉挛等，致使心脑供血不足，甚至供血中断，从而引发心脑血管病。而血液的粘稠凝聚是脑血栓形成的主要原因。

因此，在制定食疗方案时，必须立足于减少和防治血液粘稠，基于此点，我建议老周常吃海带和海参。

海带，又名海草、昆布等，生活在海水中，柔韧而长如带子，故得其名。

医学研究发现，海带中的钙具有防止血液酸化的作用，而血液酸化正是导致癌变的重要因素之一。

海带中所含有机碘，摄入人体后，能促进胰岛素及肾上腺素质激素的分泌，提高脂蛋白酯酶活性，促进葡萄糖和脂肪酸在肝脏、脂肪、肌肉组织的代谢和利用，从而有效发挥其降血糖、降血脂的作用。同时，海带里含有丰富的钾，钾有平衡钠摄入过多的作用，并有扩张外周血管的作用。因此海带能防治高血压、高血脂，阻止脑血栓的形成。由于海带的营养保健价值非常高，又被誉为“海上蔬菜”、“长寿菜”、“含碘冠军”。

食用方法：将海带泡发好，放入砂锅中加入一点淡菜煲至熟后，再加入适量的蒜茸、橄榄油及盐，调煮成海带汤即可食用。

当然，也可以用海带炖萝卜吃。

海参含有50多种对人体生理活动有益的天然营养成份，被称为“长寿之神”，具有几十种调理和康复功能，在预防高血压、脑血管疾病方面的作用非常明显。因此，对于脑血栓患者来说，食用海参非常有助于疾病的调养和康复，最有效的吃法是海参炖猪蹄。

当然，做海参比做海带要麻烦，水发的时间较长，方法也较讲究。目前市场上出售的海参一般为干海参，在这里，我介绍一下家庭水发海参的办法：

第一步，用暖水瓶装满开水，将洗净的干海参放入其中（不要装入太多），盖严盖子，12小时后即可取出。

第二步，顺肚开口，取出内脏，洗净后再放在冷水中浸泡5~6小时，即可烹调。

发好海参后，下面接着介绍海参猪蹄的做法：

配方：海参4个，猪蹄2个。制作方法：将水发海参和洗净猪蹄放入锅煮熟后食之。

在常吃海带、海参的同时，还要注意一些饮食禁忌：

1、限制脂肪摄入量。每天要减少膳食中的总脂肪量，同时，增加不饱和脂肪酸，减少动物脂肪，以减少肝脏合成内源性胆固醇。烹调时不要用动物油，而应用植物油，如豆油、花生油、玉米油等。

2、控制总热量。膳食中控制了总脂肪量的摄入，血脂就会下降，同时，少吃那些燥热的食物，控制体内的总热量，这样肥胖或超重患者的体重就会下降，使体重控制在正常范围，这样对全身各内脏的生理功能都非常有好处。

3、适量增加蛋白质。膳食中的脂肪量下降后，应适当增加蛋白质，患者可从瘦肉、去皮禽类食物中摄取，也可从鱼类，特别是海鱼中摄取，另外，每天应该适量吃些豆制品，比如豆腐、豆干，以降低血液胆固醇及血液黏稠度。

4、限制精制糖和含糖类的甜食，包括点心、糖果和饮料的摄入量。这些含糖量高的食品进入体后，体内的糖会转化成脂肪，在体内蓄积，从而增加体重、血糖、血脂及血液黏稠度，对脑血栓的恢复极为不利。如脑血栓的病人同时患有糖尿病，在服用降糖药而导致低血糖时，可适当饮用饮料以防止血糖继续下降，一旦低血糖缓解，就不要再饮用饮料。

5、如果脑血栓患者还同时患有高血压病，那么食盐的用量一定要少，以每日3克为宜。

6、注意烹调方法。在烹调中放入盐后，如果烹制出来的菜很淡，难以入口，为了增加患者的食欲，可以在炒菜时加一些醋、番茄酱、芝麻酱。因为，食用醋除了能调味外，还可以加速脂肪的溶解，促进消化和吸收；芝麻酱含钙量高，经常食用可补充钙，增加血管内皮的致密性，从而防止脑出血。

7、脑血栓的病人要经常饮水，尤其在清晨和晚间，清晨饮水可冲淡胃肠道，晚间饮水，尤其是睡眠前饮水可以稀释血液，防止血栓栓塞。

老周按照我的方法，回家以食疗为主，药疗为辅，一年后便康复了。

贫血病困扰人 龙眼桑葚是克星

龙眼和桑葚是贫血的克星。龙眼能补益心脾，养血安神；枸杞能补益肝肾、补血安神；桑葚能补益肝肾、滋阴养血；菠菜含有丰富的人体所必需的氨基酸。它们之间的搭配，堪称“绝配”，碰上龙眼枸杞粥和桑葚菠菜粥，贫血病就只有缴械投降的份儿。

贫血病是很常见的一种病，不少人因患贫血病，常常觉得头晕，影响正常的工作和生活，不得不喝药补血，但很多人长年喝药补血，还是没能根本解决贫血问题。他们共同的感受是：喝药期间，病情能得到控制，一旦停药，不久又会复发。

二妹从小和我感情很好，从小到大，她都听我的，但惟独对我谈中医养生保健理念嗤之以鼻。结婚后，她生了三个孩子，渐渐患上了贫血病。

她坚持求医问药，吃药补血，但在十多年时间里，喝了几十种补血药，她依然贫血。渐渐地，她也失去了耐心。我更不忍心看着她的身体这样折腾来折腾去，对她说，药补不如食补，“是药三分毒”，长年累月喝药补血，你的身体已经对补血药产生了抗体，药物效果大打折扣不说，你的体内因为药物副作用所产生的那些毒素，还有可能引发其他病症。

二妹最终被我说服，答应用食补。我向她推荐了三种粥：红枣粳米粥、龙眼枸杞粥、桑葚菠菜粥。我说，这三种粥的补血效果最好，用这三种粥轮流做早餐。

二妹按照我的方法去调理，每天早上熬这三种粥喝。两个月后，她觉得不再有头晕的感觉，脸色逐渐变得红润。她对食疗的效果终于认可。我对她说，继续按这种方法调理，我相信不到一年的时间，你会彻底康复。康复后的二妹，仍隔三差五地熬这些粥喝，她说，这些粥不仅能补血，还能养颜，如今，二妹虽已年过半百，但脸色红依旧红润，言谈健朗，看上去只有三十五六岁的样子。

中医理论认为，气血是生命之本。粳米含有丰富的 B 族维生素；红枣含有丰富的维生素 C，具有益气补脾、养血安神之功效。因此，吃红枣粳米粥可以补血。

尤其值得一体的是龙眼和桑葚这两种水果，它们简直就是贫血的克星，即使是生吃、单吃，也有很好的补血作用。龙眼能补益心脾，养血安神；枸杞能补益肝肾、补血安神；桑葚能补益肝肾、滋阴养血；菠菜含有丰富的人体所必需的氨基酸。因此，它们之间的搭配，堪称是“绝配”，所以，碰上龙眼枸杞粥和桑葚菠菜粥，贫血病就只有缴械投降的份儿。

贫血的朋友，一定要记住：贫血病不用怕，龙眼桑葚是克星！

风湿性关节炎 吃肉喝汤要两全

配方：黄鳝250克，猪肉糜100克，杜仲15克。就这些东西，张冬阳按照我的吩咐，让她儿媳每周给她熬三次黄鳝猪肉汤，既喝汤又吃肉。一个月后，她告诉我，感觉关节处不再像先前那么寒凉、肿痛，周身有了暖意。半年后，她就可以到处走动，不到一年，她可以像正常人一样行动自如，带着孙子买菜、做饭，走亲访友，其乐融融。

一次李东升去无锡出差，在展销会上和当地一家私营公司的李经理谈得很投机。听说李东升是武汉人，在重庆上的大学，李经理便说他母亲也是那所大学毕业的，而且是同一届同一专业，他说他母亲名叫张冬阳。李东升听了很惊讶：原来你母亲就是冬阳同学呀！随后，小李又说他母亲这些年患了风湿性关节炎，除了整天坐在家里喝药外，想出去走一走都很困难，找了很多医生，吃了很多种药，都不能治好她的病。李东升说，这事好办，找老夏，大学时，他和你妈是同桌。

一天，冬阳出现在电脑视频前，一番叙旧之后，她便说起了她的病情，她的情绪很低落，我一边安慰她，一边分析她的病情，以便开出适合她的食疗方子。

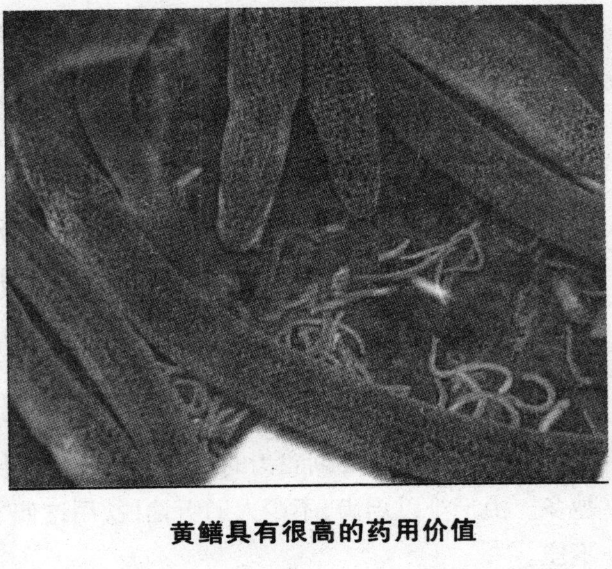

黄鳝具有很高的药用价值

中医理论认为，风湿性关节炎是因为人体虚弱，正气不足，腠理不密，卫外不固，致使风寒湿邪得以轻松侵入人体，继而使气血失运,经 络痹阻,久而久之,使关节疼痛,肿胀,变形,僵直。

风湿性关节炎的形成跟地域有关,南方气候湿润,尤其是靠山、靠水而居的人最容易患这种病,而且这种病的形成不是一朝一夕的事,很难通过药物在短期内根治,因此,最好选择食疗进行调理。

我讲了这些后,给她开了一个食疗方子:黄鳝猪肉汤。

配方:黄鳝 250 克,猪肉糜 100 克,杜仲 15 克。

制法:先将杜仲水煎去渣取汁备用,黄鳝洗净,用开水略烫,刮去外皮上的黏物,切段。再将猪肉糜放油锅内煸炒,加水及杜仲汁,放入鳝鱼段、葱、姜、料酒,烧沸后改用文火煮至黄鳝酥烂,加醋、胡椒粉等调味,起锅,撒上香菜即可。

这道菜最明显的功效是补肝肾,益气血,祛风通络,对于治疗风湿性关节炎有很好的疗效。每周吃两到三次,既吃肉,也喝汤,几周后,身体就会有明显的好感。

冬阳听了我的建议,每周让她的儿媳妇给她熬三次黄鳝猪肉汤,既喝汤又吃肉,没事时,就用手揉搓关节部位。一个月后,她告诉我,感觉关节处不像以前那么寒凉、肿痛,周身有了暖意。

半年后,她就可以到处走动,不到一年,她可以像正常人一样行动自如,带着孙子买菜、做饭,走亲访友,其乐融融。

她还用同样的方子为周围的邻居治好了风湿性关节炎。

有风湿性关节炎的朋友,千万要记住这个食疗方子。

阳痿病难启齿 狗肉芹菜就能治

阳痿的朋友不要怕:准备狗肉 250 克,加入适量八角、小茴香、桂皮、陈皮、草果、生姜、盐、酱油等调料炖汤,每周两三次;或者用 250 克切碎的鲜芹菜,榨成汁儿,加白糖调味,每次 15 毫升,每日 2 次。照此方调养,会很快恢复雄风。

阳痿是男性最难以启齿的疾病,在现代社会,患这种病的人越来越多。由于难以启齿,不少人道听途说,用这偏方,那偏方,效果往往不佳。

有位自称是某公司销售员的网友，最近发现自己在性能力方面很差，在妻子面前没有一点自信，工作上的信心也因此受到影响。他在网上搜索相关资料，在对照自己的症状，确认自己患上了阳痿，他找过不少所谓“专治阳痿”的江湖郎中，花了不少钱，但仍找不回在妻子面前的自信。他想去医院治疗，又怕被熟人知道，丢面子，以后在朋友和同事面前抬不起头。一天，他的一位同事无意之中聊起了我，说我善于用食疗治很多常见的病症。

说者无意，听者有心，他找那位同事要了我的 QQ 号，说要找我咨询有关饮酒不醉的方子。这当然是托词。

他在网上找到我，告诉我他的病情，并希望我能保密，不要告诉任何人。我答应了。我说，导致阳痿的原因很多，主要有以下几种：

1、性活动过于频繁，使性系统、性器官长期处于超负荷工作状态，没有足够的休息、恢复时间。

2、长期早泄：有相当一部分人由于长期早泄，在妻子面前自信心、自尊心受到打击，心理负担过重，导致恶性循环，阴茎勃起功能受抑制，出现阳痿。

3、偶然失败后的心理阴影：有些人因为偶然一次性交不成功，便怀疑自己是不是出了问题，从而留下挥之不去的心理阴影，继而接连出现性交失败，心理负担进一步加重，最后导致功能性阳痿。

4、自我抑制：有些人因夫妻感情不和，对妻子有厌恶情绪，或因妻子体弱多病、观念保守、性冷淡等原因回避性生活等，他们会刻意抑制自己的性需求，久而久之，导致勃起能力下降，形成阳痿。

5、生活、工作、精神压力太大：人体内的神经、内分泌系统能否正常运行，还受人的行为、观念、精神压力等因素的影响，比如，“二战”时，德军不断空袭伦敦，伦敦市民的精神压力很大，患溃疡病、阳痿的人激增。

无论是哪种原因形成的阳痿，对于男人们来说，都是一件难以启齿的事情，让人感到很没面子，尤其是面对自己的女人，无论自己的工作或事业多么成功，如果在这方面不行，那么在自己的女人面前，会觉得矮了三分。不过，既然已经患上了，就应该摆正心态，正确面对，像这样躲躲闪闪，胡乱求医，只会让自己的病情进一步加重。

我一边给分析病情，一边安慰他，随后，我给他开了一个食疗的方子：吃狗肉。

具体做法是：狗肉 250 克，洗净，放入锅中加清水，并加入适量的八角、小茴香、桂皮、陈皮、草果、生姜、盐、酱油等调料同煮，水开后，用文火慢炖，肉烂即可。吃时，既吃肉，又喝汤，每周两三次。

但是，这位网友说他很喜欢狗，最忌讳吃狗肉，问我有没有其他方子。

没办法，我只好给他另开了一个方子：喝芹菜汁。不过，我告诉他，这个方子不如吃狗肉的效果快。他说，慢点无所谓，只要能治好。

我告诉他食用方法：

准备 250 克鲜芹菜，将芹菜切碎，绞取汁液，加白糖调味。每次 15 毫升，每日 2 次。

两个月后，我在网上碰到他，问他现在怎么样，他说，已经有根本好转，阴茎可自由勃起，妻子甚至怀疑他是不是吃了壮阳药。

所以，患上阳痿的男性朋友，不要害怕，吃上一段时间的狗肉，喝上一段时间的芹菜汁，就能搞定它。

肝炎病不难治　萝卜梨汁喝几次

我买了几斤梨，称了几斤白萝卜，前往他家，给孩子送“药”……我吩咐他照我的方法每天做给孩子吃。两个月后，他告诉我，孩子的肝功能恢复正常。高考前，孩子顺利通过了体检。如今这孩子在华南理工大学快毕业了。

肝炎是一种传染病，患上这种病的人，不仅身体难受，心理上也会承受巨大的压力。很多人认为这是不治之症，其实，世界上没有什么不治之症，世间万物相生相克，一物降一物，再厉害的东西也会有自己的克星，世界上没有打遍天下无敌手的人，同样的道理，也没有无法治愈的疾病，关键是要早治、巧治、正确地治。

我有一位远亲的孩子得了肝炎，急得不得了，更要命的是，孩子正上高三，如果不抓紧治疗，肯定会影响她高考，去大医院就诊，他家又承受不了那样的经济负担。他打电话问我有没有经济便宜而又效果良好的治疗偏方。

亲戚有危难，我当然不能袖手旁观。我对他说：我今天下午就到你家看看。

我买了几斤梨，称了几斤白萝卜，前往他家，给孩子送“药”。

我看了孩子的症状，对他们说，不用着急，肝炎不难治，我已经给孩子带来了“药”。

他们问什么药，我指着那些梨和白萝卜说，这就是我给孩子准备的“药”。他们都用惊异的目光看着我。我说，你们尽管放心，我肯定能治好它。

我取了 300 克白萝卜，300 克梨，15 克冰糖，然后将白萝卜切成细丝，将梨去皮，切成薄片备用，打开煤气灶，在锅里加入适量冷水，将白萝卜丝倒入锅内烧沸，然后用小火烧煮 10 分钟，加入冰糖调匀，加入梨片再煮 5 分钟，待汤汁冷却后，捞出梨片和萝卜片，将汤汁用漏勺过滤至碗中，让孩子饮用。

我对那位亲戚说，照着我的方法做，每天让孩子喝：早中晚三餐各喝一次，长期坚持调养，肝炎慢慢就会治好。

两个月后，那位亲戚打电话告诉我，去医院检查，肝脏的各项功能基本达标。我说，继续按那种方法调养一段时间。

到了第二个学期高考前体检，他又打电话告诉我，孩子顺利通过了体检。如今这个孩子马上就要从华南理工大学毕业了。

患有肝炎的朋友，不妨用这种方法试一试，你会发现，在省钱的同时，效果还相当不错。

需要指出的是，白萝卜忌与胡萝卜、橘子、柿子、人参、西洋参同食。而梨与螃蟹同食伤肠胃；忌与鹅肉同食。在喝白萝卜梨汁期间，不能吃这些相忌的东西。

糖尿病不用愁 糙米南瓜熬成粥

患有糖尿病的老李是正处级机关干部，有公费医疗，吃药对他来说，不存在经济负担，但吃药只能控制病情，却不能让他解放“胃口”。没办法，终于有一天，他敲开了我家的门，我给他推荐了清水南瓜汤和绿豆南瓜汤，再辅之以药物治疗，从此，老李不再有饥饿感，一段时间后，血糖下降，很多应酬他也敢参加了。

糖尿病也是一种富贵病。在传统的中医学里，这种病又被称为“消渴”、“消中”“三消”“消瘅”等，多因嗜酒厚味，损伤脾胃，运化失调，消谷耗津，纵欲伤阴而致。《黄帝内经》说：“此肥美之所发也，此人必素食甘美而多肥也，肥者令人内热，甘者令人中满，故其气上溢转为消渴。”《景岳全书》上也说：“消渴病，其为病之肇端，皆膏粱肥甘之变，酒色劳伤之过，皆富贵人病之，而贫贱者少有也。”这与现代医学对糖尿病病因的分析是一致的。

糖尿病最主要的特点是血糖过高、糖尿、多尿、多饮、多食、消瘦、疲乏。

医学专家指出，血糖的高低跟胰岛素的分泌以及进食的多少和质量密切相关，因而，在临床治疗时，无论何种类型的糖尿病，无论其病情轻重或有无并发症，也无论采用何种药物治疗，患者都会被严格要求控制饮食，很多东西都不能吃，而且能吃的东西也不能一次性吃得太多。这让患者感到非常难受。

我家楼下有位在机关任职的老李，患了糖尿病，很多东西都不能吃，能吃的东西又没有胃口，不得不在“忍饥挨饿”中煎熬。他是正处级干部，有公费医疗，吃药对他来说，不是经济负担，但吃药只能控制病情，却不能让他解放“胃口”。没办法，终于有一天，他敲开了我家的门，对我说：“老夏，有没有一种食物，既能治我的病，又能消除我的饥饿感。”

我很理解他的心情，于是给他推荐了一道食疗菜：清水南瓜汤和绿豆南瓜汤。具体做法是：

清水南瓜汤：用250克鲜南瓜，加入清水，煮熟后放少量的盐，起锅即可食用。

绿豆南瓜：30克绿豆，250克切成块的南瓜，加入适量清水煮熟食用。

老李回去照着这个方法"解放胃口"，不再有饥饿感，再辅之以药物治疗，血糖逐渐下降，很多应酬活动也敢参加了。

需要说明的是，采用食疗的方法治疗糖尿病，不仅要注意控制血糖、血脂，以预防或延缓并发症的发生和发展，而且还要注意维持血糖、血脂的正常含量，以改善身体对胰岛素的敏感性。因此，在食疗中需注意以下问题：

1、控制总热量。每天脂肪的摄入量以不超过60克为宜，胆固醇的摄入量最好控制在300毫克以下（1只鸡蛋约含胆固醇200毫克）。

2、清淡饮食，少吃盐，同时患有高血压的糖尿病患者，每天的食盐量应控制在5克以下；在饮食上要做到少食多餐，多饮水，控制饮酒，最好不饮酒。

3、多吃高纤维膳食。食物纤维可延缓肠道对糖的吸收，具有降低血糖的功效；还可以与体内胆汁酸（组成胆固醇的原料）结合成胆盐从肠道排出，有降低血胆固醇的作用。在我们的日常食物中，含纤维素最多的是玉米皮，它含纤维素高达92.1%，豆类皮含86.7%，小麦麸中含44.1%；蔬菜中纤维素含量较高的有南瓜、芹菜、胡萝卜、白萝卜等。这些食物，应该适当多吃一些，同时，还可以吃些桃、梨、菠萝、樱桃等水果，水果的果胶能增加胰岛素的分泌量，使血糖明显下降。

4、注意补充维生素和矿物质。在糖尿病患者中，大约有50%死于心血管疾病。而维生素E具有保护心血管系统功能的作用，科学家们研究显示，人体每天摄入400毫克维生素E，能将心血管病的发病率降低40%~60%。为此，医学专家建议，糖尿病患者最好多食用富含维生素E的天然食品，如植物油、谷物胚芽、豆类、南瓜、红薯、蔬菜、蛋黄等，以利人体吸收利用，更好地保护心血管。

另外，还要吃一些糙米、面粉以及含铬较多的鲜酵母、蘑菇等。

得了肺癌不用怕 常吃银杏蒸白鸭

大约过了两个多月，那位中年男子又在单位门口拦住我，递给我一个红包，说他80岁的父亲病情根本好转，不再咳嗽、头晕，每天早上起来散步，看上去精神很好。我当然不会要他的红包。对我来说，少一个患者，就多一份快乐，我这也是为自己行善积德！

肺癌是一种恶性肿瘤，发病率较高，在所有恶性肿瘤中发病率居第三位，多发生在40岁以上的男性。患了肺癌，体质好的人，可以做手术切除病变部分；体质差的人，由于手术的风险大，要想控制和治好此病，食疗是最好的选择。

七年前的一天，我刚下班走出单位大院，一个五十岁上下的中年男子拦住了我，他说他父亲今年80岁，被诊断出患上肺癌，幸好发现得早，由于年龄太大，无法实施手术，医院采取保守治疗，虽然暂时控制了病情的恶化，但父亲人很消瘦，周身乏力，经常头晕、咳嗽，痰中带血，前两天听人说我擅长食疗，特意辗转找来，希望我能给他的父亲开个食疗的方子。

看到他如此孝顺，我真替那位老人高兴。我告诉他：肺癌食疗的方子很多，但我认为效果最好的莫过银杏蒸白鸭。

具体做法：银杏200克、白鸭1只。将银杏去壳，开水煮熟后去皮和芯，再用开水焯后，混入去骨的鸭肉中（最好是刚杀的鸭子），加清汤，上笼蒸2小时至鸭肉熟烂后，稍微冷却后就食用。吃饭时可以吃，平时也可以吃。

我还让他转告老人，一定要放松心态，配合调理，坚持吃一段时间。

大约过了两个多月，这位中年男子又在单位门口拦住了我，递给我一个红包，说他的父亲病情明显好转，不咳嗽了，每天早上起来散步，看上去精神很好。

我把红包退给他，对他说：我是被你的孝心所感动。当然，少一个患者，我就会多一份快乐，我这也是在为自己行善积德。

在中医里，银杏是一味很好的药，明代李时珍曾说它可以“入肺经、益脾气、定喘咳、缩小便。”可以抑制肺痈咳喘、肺虚咳嗽，同时还有降痰、清毒、杀虫之功效。而鸭肉具有消肿、调理肾脏、降低血压、抑制头胀头痛的作用。两种食物搭配，对于肺癌患者的调养和治疗，其效果是不言而喻的。

实际上，对于肿瘤患者来说，只要发现得早，然后选择食疗，放松心态，改变以往的生活方式，再辅之以药疗、手术，80%的肿瘤患者是可以得到康复的。

得了前列腺炎 乌鸡栗子吃几餐

虽然，这病跟阳痿不同，但还是难于启齿，被折腾得够呛的老曹还是硬着头皮找到我。我让他用栗子炖乌鸡吃。调理半年后，老曹彻底告别了前列腺炎的困扰。

前列腺炎是中老年人最容易患上的疾病，但近年来，越来越多的年轻人也患上了这种病，可见，前列腺炎也成为世人普遍关注的社会病。

前列腺炎根据其病程及表现，可分为急性前列腺炎和慢性前列腺炎两种。

急性前列腺炎表现为尿频、尿急、尿痛，尿不净，可出现尿滴沥、终末血尿、会阴部坠胀疼痛，还可能向阴部、腰骶部或大腿放射，出现高热、寒战、头痛、全身疼痛、神疲乏力、食欲不振等症状。

慢性前列腺炎，病情轻微的无症状；病情稍微严重点的患者会阴部、或者直肠有疼痛感或不适感。其中疼痛感可能放射至腰骶部或耻骨、睾丸、腹股沟等处，可能还有排尿不适、排尿灼热的感受，尿道口常有乳白色分泌物等症状。

患上前列腺炎的男性，会暂时失去性能力，因此，一定要引起足够的重视，及时调理和治疗，否则衰老会提前到来，健康将不复存在。和我住同一个院的曹振梁患上了前列腺炎，吃过不少药，虽然也能治好，但治好后不久又复发，几经折腾，把老曹搞得很烦。虽然，这病跟阳痿不同，但也难启齿，被折腾得够呛的老曹还是硬着头皮找到我。

我说，“是药三分毒”，如果药物不能根治你的病，接二连三复发，那么你就应该考虑是不是要选择食疗。我给他开了食疗的方子：栗子炖乌鸡。

具体做法：乌鸡一只，栗子仁 200 克，海马 5 克，盐、姜各适量，加水烧开后，用文火慢炖。做好后，分两到三次吃完。每周炖两次。

乌鸡是补血极品，而栗子和海马具有壮阳作用，将其在一起熬汤，治疗前列腺炎的效果不言而喻。

我开了方子，又嘱咐老曹要养成以下生活习惯：

1、穿宽松内裤、勤换内裤；

2、养成勤按会阴穴的习惯；

3、养成裸睡的习惯；

4、在饮食方面应多选择清凉、清补的食品，忌食或少食煎炒、油炸、辛辣燥热之物。此外，咖啡、可可、烈酒等饮料和烟都要戒禁。

老曹接受了我的建议。可这家伙有点贪心，问我还有没有其他的食疗方法。我说有，比如灯心花苦瓜汤、冬瓜海带薏米汤、公英银花粥、土茯苓粥、泥鳅鱼炖豆腐、白玉兰猪瘦肉汤、参芪杞子粥等，都有治疗前列腺的效果。不过，这些都不如喝乌鸡栗子汤的效果好。

调理半年后，老曹彻底告别了前列腺炎，。

患有前列腺炎的朋友，不妨将我的方子拿去试一试！

冠心病吓死人 鸡蛋清炒蚯蚓

堂叔虽然辈份比我高，却比我小五六岁。开始，他见了我给他配的“药”有些害怕，只少量吃了一点，后来渐渐有了效果，也就放心大胆地吃开了，不知不觉中，全身的经络被疏通，痰少了，瘀肿也消失了，头几个月偶尔还发作一次，半年后，基本不发作了。

冠心病是中老年人最容易患上的常见病，危害极大。冠心病患者发作时，心前区常发生疼痛或压榨感，疼痛还会向左肩或左上肢前内侧放射，从而导致面色苍白，胸闷憋气，呼吸困难等症状，这一症状一般历时 1~5 分钟。一旦家里有人发了这种病，全家人都会吓得不行。

中医理论认为，冠心病的起因多与寒邪内侵、饮食不当、情志失调、年老体虚等因素有关。因此，患上此病的中老年朋友要重视日常保养，调理好自己的情绪，在辅之以适当的药疗时，一定要高度重视食疗的作用，只要食疗得当，持之以恒，是可以逐步治好它的。

我有位堂叔，虽然辈份比我高，年龄却比我小五六岁。不知怎么搞的，他患上了冠心病，发作时脸色苍白，胸闷憋气，自己难受不说，常把一家人吓得不知所措。由于他不相信食疗的效果，发作了就吃药，吃了药不久还发作。堂弟找到我，说他老爸不断吃药，不断发作，体质很差，全家人都为他担惊受怕，问我能不能想个办法，让他少发作或不发作。

我说，首先必须让他稳定情绪，同时戒烟戒酒，然后放宽心态，配合食疗。发作时，可让他含服硝酸甘油迅速缓解，但这不是解决问题的根本办法，最根本的办法还是坚持长期食疗。

我给他开了一个食疗方子：鸡蛋清炒蚯蚓。

做法：蚯蚓 3~5 克，鸡蛋 3~4 个。先将蚯蚓放入盆内 2~3 天，使其排出体内泥垢，剖开洗净，切段，将鸡蛋清与蚯蚓同炒，放入适量的盐调味，将其当菜吃。每天一次，3~5 日为 1 个疗程。

这道菜能涤痰化瘀，活血通络，是治疗冠心病的最佳方子之一。我对堂弟说，虽然效果很好，但我担心堂叔不敢吃，你得多劝劝他。

堂弟回去按我的方法烹制那道菜，并说服了堂叔。堂叔开始有些害怕，只少量吃了一点，后来渐渐有了效果，也就放心大胆地吃开了，不知不觉中，全身的经络被疏通了，喉咙里的痰少了，瘀肿也消失了，头几个月偶尔还发作一次，半年后，基本不发作了。

冠心病虽然吓人，不过，只要找准了对付它的方法，也没有什么可怕的。

便秘的危害大 核桃仁加黑芝麻

几个月后，我无意间遇到了那位女士。她的气色很好，脸色红润。她很高兴地告诉我，她每天吃两次芝麻粥，喝一瓶核桃仁黑芝麻水，不仅不便秘，工作也特别有精神。没想到，快乐的生活是吃出来的。

便秘是指粪便在肠道内滞留过久，排便周期延长，或粪质坚硬，排便不畅的病症。它既可以是一个独立的病症，也可以是某种疾病中的一个症状。它的形成原因主要是人体内的纤维素和水分缺少，导致大肠传导功能失常，肠道中代谢物、细菌等有害物质不能及时排出。

便秘日久，常常会引起腹胀、腹痛、头晕、头胀、食欲减退、失眠、哮喘、乏力、口苦、易怒不安等症状，并容易引发痔疮、肛裂、冠心病、高血压等疾病。因此便秘对人体健康的危害非常大，需要及时调理和治疗。

有位脸色枯黄的年轻女士找到我，她说，因为工作比较紧张，加上长期不注意饮食习惯，患上了便秘。她吃了很多香蕉，也买了不少药，但就是不见效果。她感到很苦恼，现在食欲减退，经常失眠，情绪越来越坏，时不时的还要发脾气。

我很严肃地对她说：你的便秘已经比较严重了，香蕉虽然能治疗便秘，但毕竟效果有限。你这种情况最好从饮食调理入手，饮食调理好后，再辅之以其他治疗手段，就可以得到根治。

我给她开了一个食疗方子：取黑芝麻 30 克洗净晒干，炒熟研碎，加 60 克大米煮成稀粥，早晚服用一次。

这是一种方法，如果你认为这很耗费你的时间，你可以用另一种办法：

将 30 克核桃仁，30 克黑芝麻共捣如泥，用开水冲服，每日 1 次，空腹服用。此法很容易做到，一次性多弄点，放在瓶子里，带到公司，上班休息时，用开水冲服。

几个月后，我无意间遇到了那位女士。她的气色很好，脸色红润。她很高兴地告诉我，她每天吃两次芝麻粥，喝一瓶核桃仁黑芝麻水，不仅不便秘，工作也特别有精神。没想到，快乐的生活是吃出来的。

是啊，快乐的生活是吃出来的，要不然，为什么大家会说从菜篮子里可以看出改革开放的成果呢？

患上骨质疏松症 常吃虾皮黑芝麻

黑芝麻滋补肝肾，为延年益寿佳品。近代医学研究证实，芝麻含有多量的钙、磷、铁等矿物质及维生素A、D、E；虾皮中含有丰富的蛋白质和矿物质，尤其是钙的含量极为丰富，故有“钙库”之称。两者都是缺钙者和骨质疏松者的极佳补品。

小区里有位70多岁的老人，患有老年骨质疏松症，腿脚不方便，常年不断地补钙及维生素D，但效果并不明显。有一次，他在保姆的帮助下，找到了我。

我说，治疗老年性骨质疏松症比较困难，有时单纯补钙及维生素D效果并不明显，此须因人而异，辨证施治，中西医结合，药疗和食疗双管齐下，补其所虚，增其不足，调节其骨质代谢，使其维持在平衡状态，这样才能达到康复的目的。

什么食疗？我这么大一把年纪了，很多东西都吃不动了，怎么食疗！

我说，放心吧，我开的方子，您保证能吃。于是，我给他开了两个方子：

其一：将250克黑芝麻去杂质，晒干，炒熟，与250克核桃仁同研为细末，加入50克白糖，拌匀后瓶装备用。用温开水冲服，每天2次，每次25克。

黑芝麻滋补肝肾，为延年益寿佳品。近代医学研究证实，芝麻含有多量的钙、磷、铁等矿物质及维生素A、D、E，所以有良好的抗骨质疏松作用。核桃仁补肾强腰，从营养学角度分析，核桃仁中所含的钙、磷、镁、铁等矿物质及多种维生素均可增加骨质密度，延缓骨质衰老，有效抗击老年性骨质疏松。

其二：将20克黄芪切片，入锅，加水适量，煎煮40分钟，去渣，取汁，兑入洗净的50克虾皮，加水及葱、姜、精盐等调味品，煨炖20分钟，即成。吃饭时，喝点这种汤，对你骨质疏松治疗很有好处。

虾皮中含有丰富的蛋白质和矿物质，尤其是钙的含量极为丰富，故有“钙库”之称，是缺钙者补钙的较佳途径。虾皮中还含有丰富的镁元素，能很好地保护心血管系统，对于预防动脉硬化、高血压及心肌梗死都有较好的作用。虾皮还有镇定的作用，常被用来治疗神经衰弱、植物神经功能紊乱等症。老年人常食虾皮，可预防自身因缺钙所致的骨质疏松症，而且饭菜里放一些虾皮，还能提高食欲，增强体质。

老人心中的疑云消除了。

两个月后的一个周末，我去小区不远的农贸市场买菜，发现了惊人的一幕：这位曾经不相信食疗的老人，居然拄着拐棍，手里提着菜，而保姆则推着空轮椅走在不远处。他说，吃了我给他开的“药”方，真的效果很好，他现在能下轮椅走路了。

老年朋友们，闲暇时不妨吃点黑芝麻和虾皮吧，这对你们有好处的！

吃肉喝汤治痔疮 苋菜头煲猪大肠

俗话“十男九痔，十女十痔”，痔疮是种社会病。患上这种病，最好选择食疗，尽量不要动手术，手术不一定能断根，食疗却能控制其不复发，甚至最终消失。我用苋菜头煲猪大肠治好了好几位痔疮患者的病。

一天，我打开电脑，发现有位陌生的网友给我留了言：

我从高中时就得了痔疮，到现在已快十年时间。初期，我曾断断续续地用过一些药，感觉没有效果，后来听别人说得了痔疮是治不好的，只能平时注意保养，别让它恶化，于是，我不再治疗。上大学军训时，高强度的训练打乱了原有的生活节奏，我的痔疮突然恶化，记得军训后的十天，我有八天没拉大便，实在受不了，我只好用力拉，因用力过度，原来的内痔很快转为外痔，并且形成了一个小血栓，疼痛难忍。那次，我直接去医院做了手术，把血栓切掉。但从此我的痔疮就从肛门内跑到肛门外。

我的大便变得没有规律，动不动还会出血，一出血就要连续好几天。平时，我总是用手去摸那个留在肛门外的小东西，不知道是不是心理作用，我总觉得它一天比一天大。我很苦恼，很害怕。

更让人难受的是，我想吃辛辣的东西，却因为患了痔疮而不能吃，而日常饮食中又难免会有辛辣味。日复一日，年复一年，我倍受煎熬，感到很自卑、很痛苦。我渴望得到好的治疗，把这个病痛除去。

看了这位网友的留言，我颇能体味到他的心情。

痔疮是直肠末端黏膜和肛管皮下静脉丛发生扩大、曲张所形成的柔软静脉团。这种病往往是因为静脉壁薄弱，再加上饮食不节，燥热内生，下迫大肠，以及久坐、负重、远行等原因导致血行不畅，血热相搏，经脉结滞不散所致。痔疮有内痔、外痔、混合痔之分，无论患上哪种痔疮都非常痛苦，尤其是混合痔。

虽然，我跟那位网友素不相识，但我能想象到他的痛苦。于是，我给他留言说：

痔疮的确是一种非常令人头疼的病，而且这种病普遍存在。患上这种病，能不动手术的尽量不要动手术，能采用食疗的最好采用食疗，因为手术不一定能够治断根，而食疗却可以控制其不复发，甚至最终消失。

而且食疗，既不用额外花什么钱，也不会感到很痛苦，我现在给你开一个食疗的方子：苋菜头煲猪大肠汤。

做法：鲜苋菜头 100 克，猪大肠 150 克。先将猪大肠、苋菜头洗净，分别切段，加清水适量，煎煮 2 小时，去苋菜头，加少量盐调味。做好后，既吃大肠又喝汤。你的症状比较严重，可以每周吃两次。等症状明显好转后，一周吃一次，基本上可以控制你的痔疮不再复发，长期坚持，还可以消除它。

几个周后，那位网友留言说，他的痔疮好多了，他还在继续喝苋菜头猪大肠汤。

患了痔疮的朋友，请不要烦恼，方子就摆在你面前。

高血脂莫要慌 平时多喝绿豆汤

现在她眼前的那些症状消失了，不再愁眉苦脸，脸上恢复了笑容，还参加了社区的舞蹈班，学跳舞去了。

找我治病的大多是中老年人，他们的身体相对较弱，容易患病，而且对健康问题非常敏感，只要生了病，心里就充满恐惧、悲观。

其实，完全不用这样，他们把病想象得太复杂。生病并不可怕，关键要找准病症，找到治疗它的方法，即使是某些看起来要人命的病，只要对症下“药”，找准方子，要治好它，也并不难。

孩子的舅舅一家住在与我们相邻的小区，他舅妈长得有点胖，前一段时间有点头晕、胸闷、心悸、纳呆、神疲乏力、失眠健忘、肢体麻木。她找到我说，她可能要瘫痪了。

我给她把了把脉，询问了一些情况，断定她患了高血脂。

现代医学认为，高血脂的发生主要与遗传基因及不良的饮食习惯有关。而传统的中医则认为，引发高血脂的原因很多：多静少动，肝肾亏虚；饮食不当，饮食不归正化；禀赋偏颇，自幼多脂，以致湿聚痰生，浊脂内留等等。这些情况都有可能引发高血脂。

我问她的父母是否患过高血脂病，她说没有，于是，我排除了遗传致病的可能。我对她说：你不要惊慌，你这是高血脂，不过不用花什么钱，甚至可以说不用吃药就能治好。

“什么！”她有些惊讶，但惊讶的语气中有几分高兴。我知道，她家的经济条件不是很好，两个孩子都在上大学，一年不少花钱。治病不花钱，她当然高兴。

我告诉她，在日常生活中要注意饮食习惯，少吃高脂肪类食物和油腻食物，应多吃些清淡的食物，尤其是要多喝粥。我给她开了一个方子：喝海带绿豆汤。

做法：将150克海带浸泡，洗净，切块；将150克绿豆淘洗干净，共煮至豆烂，用150克红糖调服，每日二次，可连续食用。

我说，如果这种汤喝腻了，还可以换其他的汤或粥喝。例如芹菜黑枣汤，用500克水芹菜和250克黑枣熬汤随意喝；用60克花生和60克粳米及适量冰糖熬粥喝，每日1剂，分2次温热服用；用20克紫菜和50克猪瘦肉及100克嫩豆腐做汤，吃饭时饮用。

她照着我的方子去调理，身体状况逐渐得到了改善。现在她以前的那些症状消失了，不再愁眉苦脸，脸上恢复了笑容，还参加了社区的舞蹈班，学跳舞去了。

防治老年痴呆症 芝麻桃仁它最行

从中医的角度讲，老年痴呆症是先天禀赋不足或老年肝肾亏虚、脑髓不足所致。所以，中医在治疗上多采用滋补肝、填髓健脑的中药和食物进行综合治疗，主要还是以食疗为主，药疗为辅。而核桃仁和黑芝麻是中西医都公认的上佳补脑食物，中老年人平常多食，可以有效防治老年痴呆症。

有天早上，我正准备出门时，我的手机响了，是我们单位的一个女同事打来的。在电话里，她慌慌张张地告诉我说他公公疯了，把裤子当衣服穿，自言自语，谁都不理会，好像不认识家人似的。她问我是否要马上送医院，如果送医院，送哪所医院合适。

我听了她的话，立刻明白了这是怎么一回事。我告诉她说，照你所说的症状，我敢断定你公公不是疯了，而是患上了老年痴呆症，突然不认识朋友或亲人，也记不起他们的名字，不能和别人交谈，还不停地自言自语。

这种病后果严重不？还没等我说完，她就插话问道。

说不上很严重，这种病一旦发作，就会出现痴呆症状，但持续不了多久，也就是说，这是一种间歇性发作的疾病。你即使送往医院，医院也不可能在短期内把他治好。不过，根据他目前的症状，用药疗和食疗的配合治疗，是可以控制住的。

我告诉她，从中医的角度讲，老年痴呆症是先天禀赋不足或老年肝肾亏虚、脑髓不足所致。所以，中医在治疗上多采用滋补肝、填髓健脑的中药和食物进行综合治疗,主要还是以食疗为主,药疗为辅。

可以来食疗的食物很多,总的原则是多吃鱼,多喝健脑粥,少吃肥肉。随后,我给她列了几种食疗的方子:

1、核桃粥,将30克核桃仁和200克粳米及10枚大枣洗净,熬成粥,每日早晚服之;

2、黑芝麻粥,将30克黑芝麻,100克粳米洗净,以文火熬成粥,每日早晚服之,服时可加蜂蜜一匙;

3、牛骨髓油炒面,用50克牛骨髓,50克黑芝麻,500克面粉,置铁锅中以文火炒至淡黄色,发出面粉特有的香味时取出摊晾后,装入容器中密封,每次取油炒面50克,加红糖适量,用沸水冲服,每日一次;

4、五仁健脑糕,用10克枸杞子、10克枣仁、10克桃仁、10克核桃仁、10克大枣加上250克糯米,混合放入盆中或大瓷碗中,加水适量置蒸笼中蒸熟后食用。

以上几种食物,不是含有黑芝麻就是核桃仁,而核桃仁和黑芝麻是中西医都公认的上佳补脑食物,因此要特别重视它们的作用,让他多吃这些。

过了一段时间,我闲着无事,决定去她家串门看看,令我吃惊的是,她公公居然认出了我,叫出了我的名字,虽然反应还比较迟钝,但病情已根本好转。

由此可见,“小食物,大疗效”,这种说法的科学性是毋庸置疑的,大家一定要重视食疗呀!

需要强调的是,上述食物,在预防老年痴呆症方面,效果更佳,中老年朋友应在平时多吃这类食物,而不仅仅是到了患病时才去吃它们。

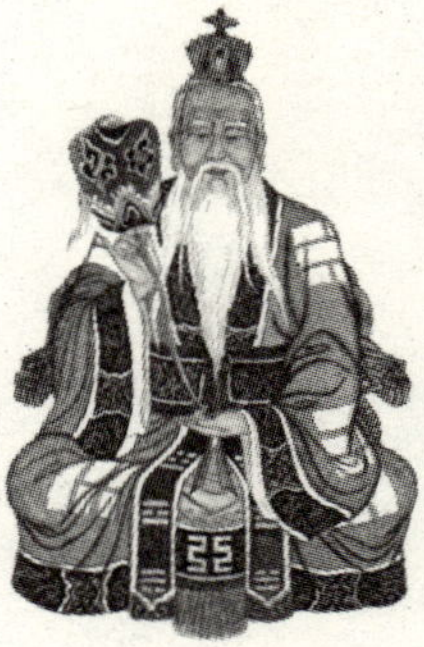

第七章 治病何必要花钱(一)

走进医院,挂号要花钱,吃药打针要花钱,住院要花钱……正所谓“医院大门朝南开,有病无钱莫进来”,一个普通的感冒得花几百元,普通的手术要上万元。我们工薪族一月就一两千元钱的收入,低保人群每月才两三百元,我们如何承受得起高昂的医疗费用!但我们不可能不生病,我们怎样才能做到看病不花钱或少花钱呢?

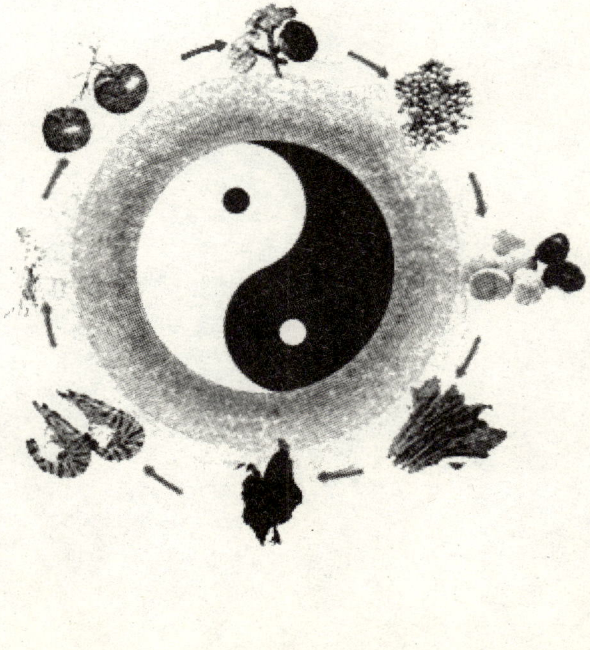

我出生于20世纪兵荒马乱的四十年代，长大后又赶上了几年特大“自然灾害”，又碰上“浮夸风”、“共产风”，长期缺吃少穿，嘴馋得很，特别想吃，也喜欢吃，以致几十年来，我一直都在研究吃。

我很害怕生病，因为家里很穷，没钱看病，吃不起药、打不起针，所以，我一直在琢磨治病不花钱的方法。

闲暇时间，我用心研读中医典籍，发现老祖宗留给我们的医学遗产非常丰厚，取之不尽，用之不竭，我们这些不肖子孙居然弃如敝履。

除了在食物保健和治疗方面颇有心得外，我在按摩治病方面的研究和实践也取得突破性进展。几十年来，我用按摩治好了很多患者，积累了丰富的临床经验，利用按摩，我不仅能治愈各种常见病，而且在很多疑难杂症的治疗上也取得了突破性进展。

其实，看病何必要花钱。在此，我给大家讲讲常见病的按摩治疗方法。

足跟骨刺痛 足跟常动动

十年前的一天早上，我提着包往单位走，看到一位晨练的中年人坐在人行道边，表情很痛苦。

我上前一问，才知道他足跟部疼痛，行走困难，故坐在那里。

我让他脱了鞋，摸了摸他的脚，感觉有筋结样反应物，他说足跟内侧痛得厉害。我明白了，这是一种叫做足跟骨刺的病，是附着于足跟骨节上的肌腱长期受刺激而产生变形、钙化和根骨的骨质增生等引起的。

我对他说：“你别动，我给你按摩一下。不过，你得看我是怎么按摩的，回家后每天按照我的方法按摩，就能治好这种病。”我安慰他说。

首先，用手指或者手掌揉足跟部20~30次。

其次微握拳，叩捶足跟20~30次。力量要适宜，以能够忍受为限度。再用拇指按摩足跟痛点1分钟。再用指揉并点按承山穴、三阴交

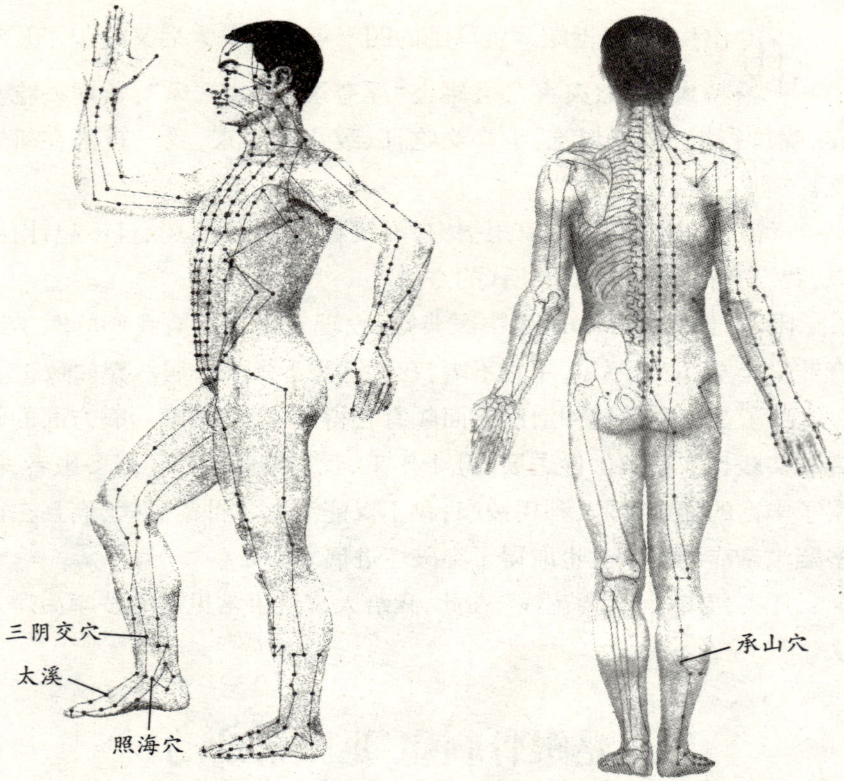

穴、太溪穴、照海穴各一分钟。千万要记住这几个穴位，记不住名字不要紧，但要记住位置。

最后自动活动踝关节 20-30 次。

就这样，每天按这种方法按摩，坚持一段时间，你就会好的。

他说，他这病犯了很久，也吃了不少药，但还是老犯。今天晨练时觉得不舒服，在地上坐了一会儿，没想到起不来了。

我说，你放心，你一会儿就能站起来，这是我的电话号码，有不明白的地方，你可以打电话找我。我要上班了，你照着我说的再按摩一会儿，症状会慢慢消除，然后你就能自己走回去。

上午十点钟左右，他给我打来电话，说他的脚不痛了，真的如我所说，他自己按摩一会儿后，疼痛就慢慢消失了，然后自己走回家。他还说哪天要登门拜谢，向我学习按摩方面的知识。

……

只要自己动手，健康又有何难！

感冒病常见 按摩能自痊

那年深秋的一个周末，我回乡下去看父母，正遇上母亲感冒，侄儿去集市的药店给她买了感冒药。我进屋时，正赶上母亲在吃药，我问“妈，你在吃什么药呀？”她说她感冒了，咳得厉害，吃两颗孙子买来的感冒药。

我说：“妈，您年纪大了，少吃药，治感冒不一定要吃药呀！今天就让儿子尽尽孝心，不吃药也能治好你的感冒！”我把药拿开了。

母亲不相信我说的话，她说她吃了几天药，都没见感冒好，不吃药还能治好感冒？

我知道，光解释是没用的，最好的办法就是用行动和事实证明给她看。

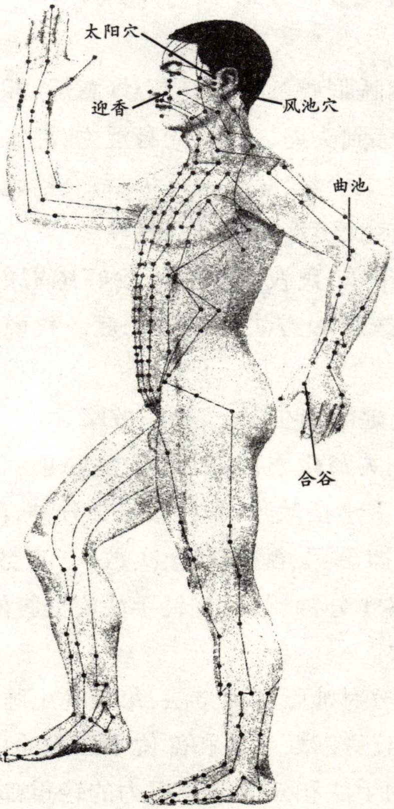

我用食指轻轻揉擦她的鼻翼，连续揉擦两三分钟，感觉那里发热后，就用小鱼际（手掌上最大的两块肉垫分别是大鱼际和小鱼际，拇指下方的是大鱼际，处在外掌缘的是小鱼际）将她的风池穴擦热，再用双手的食指去按摩她的太阳穴 30 次，然后又用手指头在她两侧太阳、迎香、曲池、合谷穴各按了 1 分钟。直到母亲说有点酸

胀，我才将手收回来，用双手食指中关节自内侧向外侧推擦眉弓30次，然后双手及掌关节微屈成掌状，以指端着力，由前发际向脑后枕部至后际叩捶了5分钟。

她闭着眼睛，由着我"折腾"。我知道她已经感觉舒服了些。

按摩完毕，我对母亲说，就这样按摩，按摩完后再喝点姜汤，没有治不好的感冒。

于是，我将按摩方法给母亲示范了几次，母亲用手指在头部慢慢地比划着，学得有模有样。

第二个周末，我打电话回家，侄儿告诉我说，奶奶的感冒好了，也没吃药，就是按摩后喝点姜汤，我回城三天后就好了。他还说，奶奶现在没事就自己给自己按摩。

听了这话，我放心了，我知道从此不用担心母亲患感冒的事了！

失眠不用愁 巧妙动指头

有相当长一段时间，表妹的睡眠质量非常差，心烦意燥，即使入睡也睡得不踏实，时梦时醒，白天感到头痛、头晕、周身乏力，注意力不集中，记忆力也明显减退。到医院里检查，医生说是失眠症，给她开了些静心的药。不过，吃了药，她的症状还是没有得到缓解。

无意间，表妹从母亲那里得知我教母亲按摩治好感冒的事，就打电话来找我，问我能不能用按摩的方法治疗失眠症。我说完全可以。

周末，表妹来到我家。我让她仰躺在床上，给她按摩。

具体步骤：双手掌指和指间关节微屈，以指端着力，从前面发际始向后至顶部梳理30遍。再将双手十指散开，叩打头皮2分钟，再闭目，以食指中节着力，由重而轻推擦眉弓，配合默念次数，一直数到100次。再点揉中脘、关元、气海穴各1分钟。最后用轻手法旋推腹部，配合呼吸默念次数，一直念到100次。

就这么简单，按摩完毕，我吩咐她照这种方法，每天晚上睡前做按摩3到5次。随后，我又让她自己按摩，手法和部位不正确的地方，我便给她纠正。纠正几次后，她的手法和部位以及用力的轻重都达到了规范的要求。

几个星期后，表妹打电话来说，她的失眠症状基本上消除了，一觉可以睡到天亮。

牙疼疼死人 按摩帮助您

我女儿的同事董小艳患了牙周炎，很是难受。这孩子脾气有些不好，弄得周围的人也不得安宁。同事小周大大咧咧的，说话从不在乎别人的感受，跟她开玩笑说："你去让小夏的老爸摸摸"，惹得大家都笑了起来。不过，玩笑归玩笑，小董却听进了心里。

下班后，她跟随女儿来到我家，开口就说"叔叔，我的牙疼得厉害，您给我开个药方吧，医院的那些牙科医生给我开的药效果都不大。"

我说我不会给她开药方，但我能治好她的牙周炎。

小董是个急性子，说只要能治好，开不开药方，她都照样付钱。

我说，你这病不用花钱，我教你几个按摩的小技巧，你回去照着按摩几次，睡前再按摩几次，牙疼就会缓解，并逐步消除。

我让她抬起头，一边给她按摩，一边给她讲解说：点按合谷穴 1 分钟，力量由轻渐重；再点按下关、颊车穴 1 分钟，并配合指头揉动；再按揉双侧太阳、颧髎穴 1 分钟；最后做牙齿叩击 100 次，力量由轻到重，以能忍受为限度。

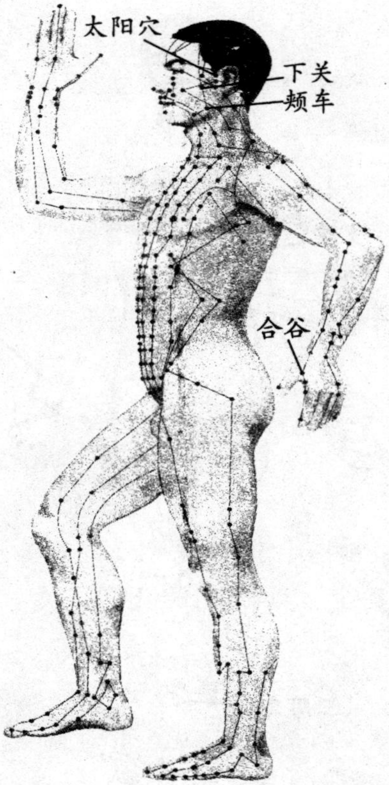

在我的指点下，她很快学会了这几个按摩动作，掌握了其中的要领。

第二天，女儿回来告诉我，小董今天的心情很好，不喊牙疼，办公室的气氛也好了。 我心里有种说不出的成就感。

胃痛折磨人 按摩能祛病

1992 年 5 月，我去长沙出差，顺便去拜访十多年不见的大学同学董国俊。

国俊热情地招待我，并执意让我住在他家。

吃饭时，我发现吃到中途，国俊放下碗筷，用手按着腹部，表情非常痛苦。我知道他犯了胃病，而且从他的动作和表情来看，病得不轻。

我问他，这病犯了多久。他说已经有十多年了。

原来国俊是单位的技术带头人，前些年单位的攻关项目多，什么事都要靠他，忙里忙外的，早上经常不吃饭，午餐和晚餐也没有规律。真是太难为他了，干了一辈子革命工作，最后留下的却是一身病。

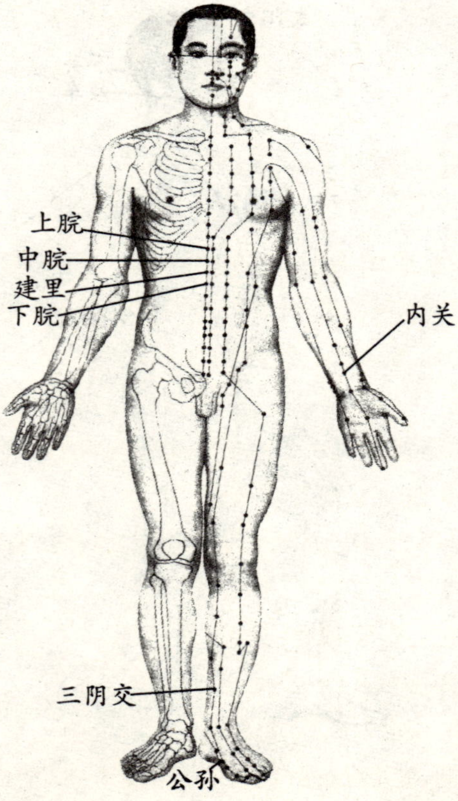

他说，他这些年没少吃药，最初几年犯了病吃药还管用，后来，药吃疲了，渐渐就不管用了，稍微硬一点的东西都不敢吃。

国俊并不知道我这些年在研究中医，所以没有向我求医问药。

我对他说，既然吃药不管用，你老兄也犯不着再去花钱买药，我今天教你一种按摩方法，你坚持早晚按摩，保证能治好你的胃病。

我让他仰卧在床上，双手互相揉搓至手热，然后将手掌置于胃痛部位，按压2分钟，再用手掌在整个腹部压摩2分钟，然后在上腹部掌揉1分钟，再用旋、振、颤的手法在全腹部按摩2分钟，随后点按上脘、中脘、建里、下脘四个穴位各1分钟，最后按揉公孙、内关、三阴交穴各一分钟。

国俊说不知道这些穴位在什么地方，我将手放在他腹部，慢慢移动位置说：这里是上脘，这里是中脘，这里是建里，这里是下脘穴……还有公孙在脚底，内关在手腕附近，三阴交穴在小腿上，按摩时，这些穴位一个也不要漏掉。

国俊虽然是技术专家，但在记穴位这方面确实有些迟钝，看来"术业有专攻呀"！经过若干次的重复，他终于记住了。

我又告诫他。要注意饮食，多吃细软食物，不要暴饮暴食那些对胃有刺激的食物。

从此，国俊天天坚持按摩。我离开长沙两个月后的一天，国俊打来电话说："老弟呀，你可帮了我的大忙，我的胃现在不犯痛了。"

我说：恭喜老兄，不过现在你只是控制了病情，要想彻底根治，至少要坚持按摩一年。

不管何种头痛 治疗敲打咚咚

我在长沙出差住在国俊家期间，还发现他的爱人郑良玉一直在吃药，原来她患有神经衰弱性头痛。一个家庭有两个人都长年吃药，这是一笔不菲的开销，关键是人还要受痛苦。我决定再给他们家传授一套按摩技法，帮嫂子治好头痛病。

我让她端坐在凳子上，双手掌指及指间关节微屈，以指端着力，从发际始向后至头顶部梳理头发300遍。她很配合地做了。

然后，我让她将双拇指置于眉弓、太阳、风池、率谷这四个穴位，各点揉1分钟。

再双掌由后向枕后掌推1分钟。她照着我说的去做了。

双手十指散开，叩打头皮1分钟。我进一步指点她说。

双手交替揪提头发，牵动头皮一揪一松，反复3遍。

最后就是点穴。点按心俞、肾俞、足三里、百会等穴。这几个穴位比

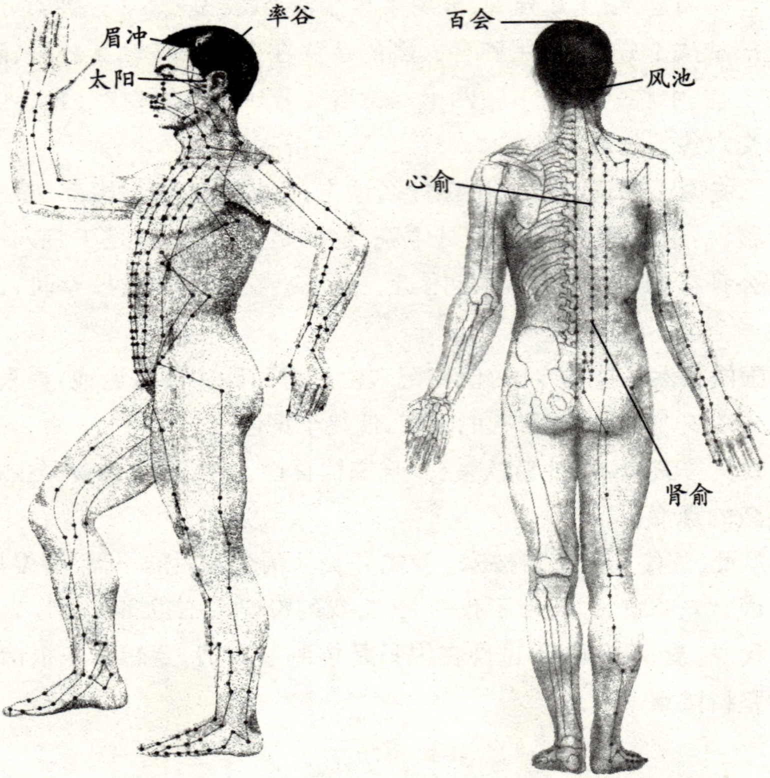

较复杂，一定要记清楚，一个也不能漏掉。心俞穴在在背部，肾俞穴在腰部，足三里在腿部，百会穴在头顶。

良玉像小学生背书一样，一一将那些穴位记下，并用手摸了好几次。

我说：这些穴位自己不好按摩时，可以让国俊帮你按摩。于是，国俊也参与其中，虽然，他记穴位很麻烦，但为了他爱人的健康，他还是像小学生背书一样背诵着，看到两个“小学生”记诵穴位的情形，我心里乐滋滋的。

几天后，我离开长沙，回家不久，我还没有打电话过去表示感谢，国俊夫妇就打电话过来，国俊说他的胃没有以前痛得厉害，良玉说她的头痛明显好多了，感谢我教给他们不花钱的治疗方法。其实，该说感谢的应该是我，在他们家免费吃住那么久，感觉就像在自己的家里一样。

如今，国俊的胃病早就好了，良玉的神经衰弱性头痛也彻底康复了，想到这些，我心里就有一种满足感。是呀，幸福就是一种满足感！

落枕疾病常见 揉揉捏捏还原

一天早上起来，我爱人说她整个肩膀都痛，颈部动弹时也非常难受。我意识到，这可能是她无意间落枕了。我过去仔细一看，果然是落枕了，我决定给她做按摩。

我将她扶到凳子上坐好。我首先点按了她的风池穴、肩井穴，直到她感到酸胀时才将手移开，随后又捏拿她肩部的肌肉，努力使她的局部放松，弹拨了 2 分钟后，我用手在她痛处摩擦揉搓了 2 分钟，直到那个部位开始发热。

我爱人说她好多了。

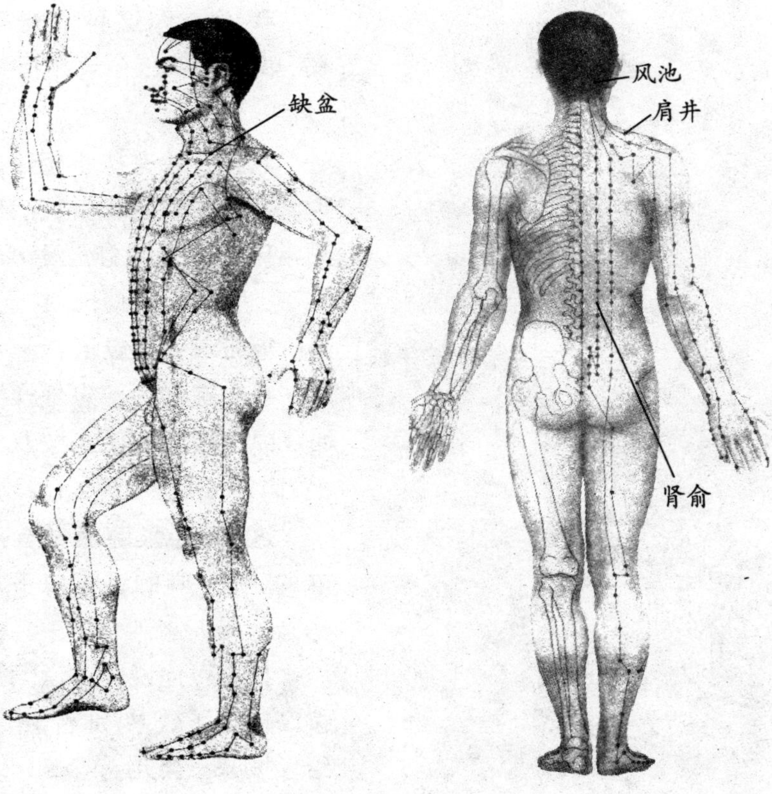

但我并不敢掉以轻心，又用拇指点按她的缺盆穴，其他四根指头在斜方肌相应处用力按，并随之向上捏拿了数次。爱人又说轻松多了。我说，这还没完，再做颈部的前屈、后伸及换转活动数次吧，她很配合地做了。几分钟后，她不再感觉肩膀痛了。

患了颈椎病 穴位按摩能祛痛

邻近小区的老张颈部常常有酸胀沉重等不适感，偶尔还会碰到落枕的现象。他儿子开公司，家境不错，他病了儿子就带他上医院。遗憾的是，老张吃了不少药，还是没有根治好他的病，时不时的总会反复，这一折腾就是好几年。我孩子的舅舅跟他住同一个小区，有一次看到老张，便对他说："我姐夫住在邻近小区，你去找他给看看，也许他有办法。"

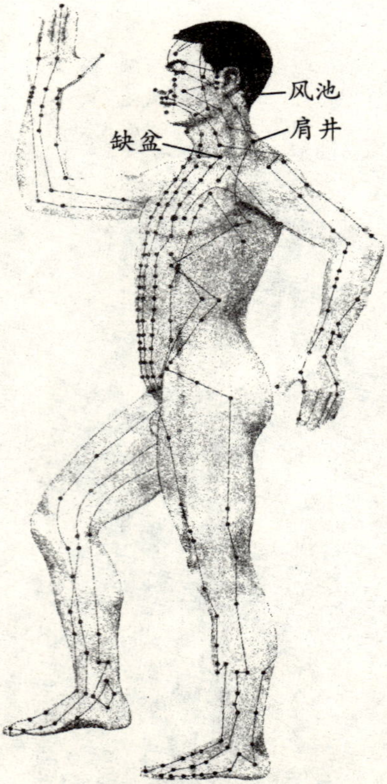

于是，老张就跑过来找我。

我说，你这种病光靠吃药，效果不大，必须用按摩的办法。

老张开始有些不相信。我说，你放心，肯定能行，况且，你平常闲着也是闲着，没事拿捏几下，也不耽误你什么！

老张最终答应了。

我先在他颈部患处揉摸了1分钟，然后双手点按双侧风池、肩井、缺盆穴各2分钟。

这时，老张说感觉有点麻麻的，那个麻的感觉似乎在流动。

我安慰他说，这说明我的按摩产生了效果，别着急，我再给你按摩一会儿。

随后，我给他重点捏拿、弹拨颈椎，揉动颈椎外侧的前、中斜角肌。

老张的表情似乎有些难受。按照“痛则不通，通则不痛”的原理，老张感觉有些难受，这说明我的按摩已经起了作用。

我没有说话，又重复给他按摩了几次，并嘱咐他将我按摩的部位及顺序记着，回去后照我这样按摩，就会慢慢康复。

这时，电话铃响了，因为事急，我匆匆出门。

这件事，我也就搁在了一边。

肩周炎难睡眠　推捏拿揉前后肩

第二个星期的周五晚上，老张敲开了我家的门。

“明天下午五点，我请你吃饭。”老张开门见山说。

我想推辞，老张说：“我是真心请你的，所以跑来亲自对你说。”

看来，这顿饭是必须要去吃的。

周六下午五点，我准时赶到了老张的家，一进屋，就发现屋里坐着好几个人，年龄和老张上下。其中一个姓陈的上来就塞给我一个信封，说里面是 2 千快钱，算是他们的学费，要跟我好好学习按摩。

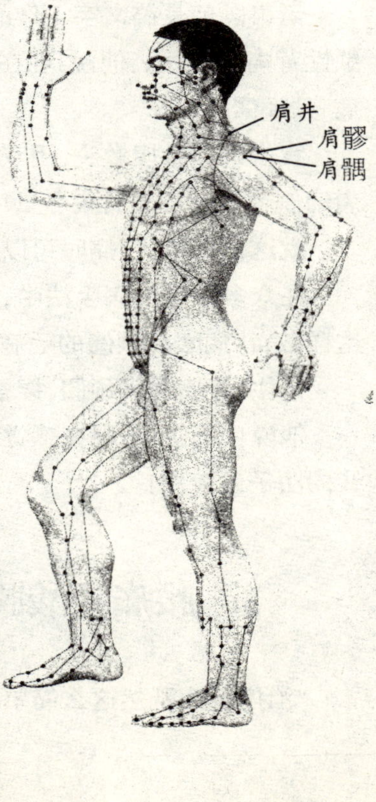

我说要学按摩可以，但我不能收钱。不过，我心里也很高兴，我教给老张的那套按摩技术肯定已经产生明显的效果，不然，老张不会去给我四处宣传，这些人都是听了老张的宣传才来的。他们都患了病，其中有一个人患了肩周炎。

离开饭还有一阵子，我决定给那位肩周炎患者按摩。其他在场的几个人都睁大了眼睛，仔细观看我的每一个动作。

我用掌揉患者肩部有炎症的地方，大约用了 2 分钟的时间，将那里搓热，再捏拿斜方肌及腋窝前后的胸大肌，大小圆肌各十数次，再点揉患者肩上的各痛点，一个点揉 1 分钟左右，同时施以弹拔的手法。患者说感觉很痛，我不得不轻一点。

接着，我按摩了他的肩井穴、肩髃穴、肩髎穴各 1 分钟后，沿肩关节周围捶叩了 1 分钟。

然后，我又让他将手做上举，外展、后伸及环行绕动各十余次。

他按照我说的做了，很开心地说："舒服多了，轻松多了，你再给我做一次吧。我今后也像这样学着为自己按摩。

我二话没说，又给他做了一次。

背痛酸沉颈僵 握拳扩胸后仰

吃完饭，我又要忙碌一阵子，这些"陪客"都是冲着我的按摩来的。我开始给一个叫冉紫阳的人按摩。

老冉以前是搞文字工作的，经常伏案写作，不知不觉地落下了间歇性背痛的毛病。他说，现在不敢写东西了，因为，稍微坐久了，就背痛、颈部僵硬。

我告诉他微握拳头，用双拳轻轻叩击痛处 1 分钟，然后做扩胸、耸肩动作各 15 次，最后头尽量后仰，放松纵行的肌肉，重复 100 次。

就这么简单，背痛时可以做做，背不痛时也可以做做。

在众多按摩治病手法中，按摩治疗背痛，是最简单的。只要坚持这样做，背痛酸沉颈僵的毛病就能被消除。

记住：背痛酸沉颈僵，握拳扩胸后仰。我再一次叮嘱他。

他说："记住了，现在感觉舒服多了，看来，这不花钱的法子，比花钱的法子还管用！"

腰痛腰酸腰胀 前屈后伸扭扭

"治疗背痛既然这么简单，那么腰痛呢？我经常腰痛得厉害。"在一旁观摩的吴世亨说。我说，腰是人体躯干的枢纽，对全身的负重和运动平衡均起着重要的作用，一旦出了问题，一定要赶紧调理和治疗。目前，适于用按摩治疗的腰痛有腰肌劳损、腰扭伤、腰椎间盘突出症较轻者、棘上韧带损伤、腰筋膜炎等。

老吴说他去医院检查，医生说他患的是腰经膜炎，开了些药，吃了没多大效果。

我说，这很简单。我让他坐下，开始教他按摩。

我让他手握空拳，在感觉到痛的地方，大面积捶叩 1 分钟，再让他在痛处点揉及点按各一分钟，然后沿着脊柱两侧向下至臀部掌推十余次，将那里推热为止。

他很认真地那样做了，我问他有没有摸到条索和硬结，有的话，就弹拨十几次，配合点按和捏揉，力量稍微重点，以能忍受为限度。

我又让他按摩穴道：肾俞穴、大肠俞、环跳穴、委中穴、绝骨穴(即

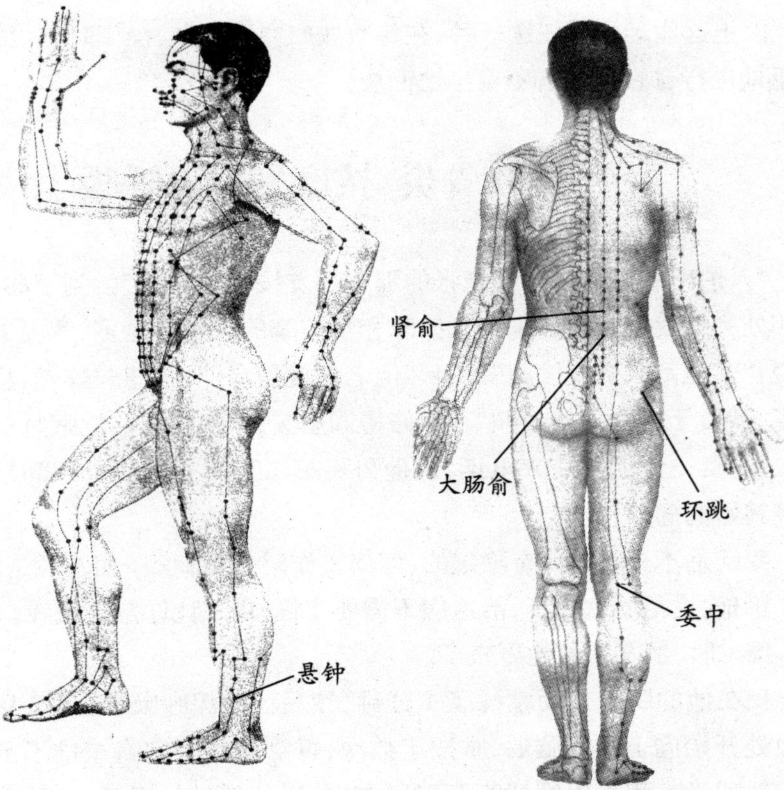

悬钟穴),这些都要——按摩得你感到酸胀为止。我将手放在他身上,替他——寻找相关穴道的位置。

最后进行腰部前屈、后伸、侧屈及环转活动各十余遍。

做完这些动作,他说,他周身感觉很舒服,跟先前比,大不一样了。

我说,既然你感觉有效果,就坚持做下去,日积月累就会产生大功效。在腰痛缓解后,还可练一些辅助功,以巩固疗效并锻炼腰肌力量。在此,我给你介绍几种功法:

1、俯卧在床上,双手后伸,将头和双脚后伸呈反弓状,仅使腹部着床面,坚持片刻后放下,重复这种动作50遍;

2、俯卧在床上,双手撑于床边,使胸部离开床面,持续片刻后平卧休息1秒,重复这种动作50次;

3、仰卧在床上,双膝屈曲,双手抱膝使其尽量贴近胸部,滚动身体,持续片刻,然后双脚直伸,重复这种动作50次;

4、仰卧在床上,双腿屈曲朝上,似蹬自行车一样空蹬1分钟。

以上这些动作可任选一种,在每次按摩完毕后做,操作时应由轻到重地进行,持之以恒,不可半途而废。

治疗肋软骨炎 按摩别忘深呼吸

“人怕出名猪怕壮”,给老张的那些朋友按摩后,他们尝到了甜头,也四处去给我做宣传。来找我按摩和学按摩的人越来越多,我爱人抱怨说:“家里都快变成按摩院了!”但老伴就是老伴,抱怨一阵子,也就算了。我终于明白了什么叫“百年修得同船渡,千年修得共枕眠”!

一天,一位朋友打来电话,说他哥哥第二至第五根肋骨期间常常莫名其妙的痛。

我问是不是肋软骨有隆起的,疼痛发作时感到胸闷。朋友说是的。我告诉他,这是肋软骨炎,治这病不需要花钱,周末让你哥来找我。

周末时,朋友带着他哥来了。

我在他的肋骨外面掌揉了1分钟,然后让他深呼吸,随后又从他的患处开始向上直至脑后,掌按了数次,再沿着肋间向胸壁推了十几遍,五指并拢,用指甲端捶叩至那里变红,再让他做伸展运动,最后拇指食指中指并拢，在那里一捏一松地像啄木鸟一样啄着，一直啄到那里发热才罢休。

这位老兄休息了一会儿，站起来走动了一下，居然说：已经好了。

呼吸肌痉挛病 按摩扩胸缩胸

一个周末的早上，我刚下楼，就遇到李大爷家的保姆慌慌张张地跑过来，差点和我撞了个满怀。她见了我，立即将我拉过去说，李大爷突然感到不适，胸部和背部疼得不行，呼吸短促，连咳嗽也不敢，那情形太可怕了，夏叔叔，您帮我去看看吧。

我问她打了120吗？她说没有。

这保姆也是的，遇到这样的事，不赶紧拨打120，跑出来做什么？我赶紧来到李大爷家，替他把了把脉，结合他的症状，我断定他患了疝气，也就是急性呼吸肌痉挛。

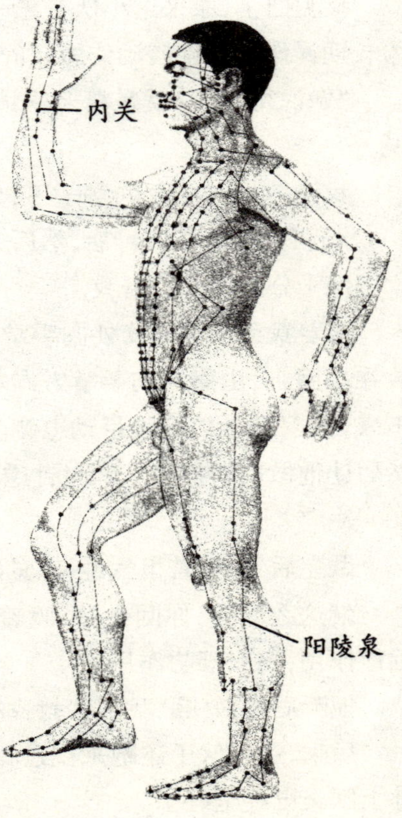

我在李大爷的痛处掌揉了1分钟后，又在他的内关穴、臂中穴、阳陵泉穴处各按了1分钟，并要求李大爷配合我的按摩慢慢地进行深呼吸，一旦感到酸胀时就告诉我。

李大爷痛苦地点了点头，并努力地配合着我的按摩做深呼吸。

大约过了几分钟，他告诉我他感到很酸胀。

我让他站起来做扩胸、缩胸运动，每个动作做各做20次。

做完后休息了一会儿，李

大爷告诉我说，胸背都不痛了，呼吸也正常。

我对保姆说，李大爷这病，要坚持按摩，他年纪大了，自己按摩不便，你过来，看我再给李大爷按摩一次，你以后照着这样给他按摩。早晚各一次。

此后，我再也没有听说李大爷的疝气复发过！

肱骨外上髁炎 痛处捏拿数遍

一天，一个穿着工装的陌生小伙子在小区门口拦住了我，他说他是慕名来找我的。我跟他素昧平生，又不在一个年龄层次上，本来不想和他过多纠缠，但一听说他的身体状况出了问题，我的心就软了。

我问他有什么症状，他说他的肘关节部疼痛，有点酸，尤其是关节伸直，手腕用力向前旋转前臂时，特别痛。

我明白了，原来这小伙子患了肱骨外上髁炎，也就是网球肘，是因为长期操作前臂旋转动作引起的。这种病可以用按摩治疗。

“您说得对，我就是慕名来请您帮我按摩的”，他略带腼腆地笑着说。

我让他坐在小区的亭子下，为他按摩，先用手捏拿了肘关节外侧200次，再按痛点1分钟后，然后又在痛点弹拔了十余次。

他十分好奇地看着我。

接着我又从他的痛处向手掌方向捏拿了几遍，再将他的那只手臂放在桌面上，由痛点向手掌方向掌推十几遍，一直推到那里发热才停下来。我又让他以健肢带动患侧前臂做内外旋动作，反复做了100次，然后让他做前臂摇动，顺时针逆时针方向各30次，最后屈伸肘关节200次。

做完后，他喘着粗气说：感觉好多了，好多了。

就这么简单，你回去后，照着我的方法自己按摩，这样做，不仅有治疗作用，还有预防作用。

他听后说：好啊，我回去教我的那些工友们也这样做。

后来，这小伙子还跑来找过我一次，他是来感谢我的，说他的肱骨外上髁炎已经全好了。

治腕关节扭伤 推磨抖动腕部

那天,我送走了那位小伙子,走出小区门口没多远,又被几个中学生拦住。

“爷爷,我认识您,您就是那个会按摩治病的。我的朋友打篮球时扭伤了,您帮他看看吧！”一位中学生指着那个表情很痛苦的同伴说。

我是有孙子的人,很喜欢孩子,看见那位受伤的孩子,我心里特别难受。

我拉过那个孩子的手看了看,发现他的手腕已经肿胀,他说他感到很疼痛、不能用力,稍微动一下,就剧烈疼痛。

很显然,他的腕关节被严重扭伤。

我从路边修鞋的师傅那里借了把椅子,让那个孩子坐下,开始给他按摩。

我先用手掌推摩了他的腕部200次,揉拿了1分钟后,用拇指在他的疼痛处指揉1分钟。那孩子痛得大叫。

我让他忍着点,过一会儿就会好的。

做完这些,我又从他的前臂向手指处掌揉50遍,帮助他受伤的手伸屈转动了200次,捏住他的手指抖动了200次。

孩子们在一旁十分好奇地看着我。受伤的孩子不再喊痛了,脸色渐渐恢复正常。

我告诉他,已经好了,不过,这两天不要从事大运动量的活动,不到一个星期,你的手腕就可以像平时一样自由扭动。

意外手指挫伤 自我按摩康复

我给那孩子做完按摩,正准备离开,另一个孩子说:“爷爷,刚才打篮球时,我的手指头臼了气,疼得很,帮我按摩一下吧！” 他怯生生地将手伸过来,我略略扫描了一眼,发现那个指关节处肿肿的,明显粗大。

我让他弯曲一下试一试。他说不能弯曲，一弯就痛得厉害。

我拉过他的手，用拇指推摩了他的指关节 200 次，用拇指搓捻了 1 分钟后，然后用力拔伸受伤的指间关节数次，拔得关节直响。

孩子连声喊痛！

我说忍耐一下，一定要忍耐一下。说完，我又拉着他的手做了 100 次屈伸环绕动作，再捏住他的指头抖动了 1 分钟。

孩子又痛得叫了起来！

我告诉他，现在好了，回去吧，没有什么大事了。

后来，我经常碰到这群孩子，他们大老远的看见我，就亲热地打招呼：“爷爷好！”

拇指腱鞘炎 指揉掌屈转转

一天打开电脑，上线后，发现有很多留言，都是咨询治病和保健方案的。我一一回复。

其中老同学周朝东在留言中说：

我最近拇指痛，屈伸活动时总是痛得受不了，而且有时还发出响声。这是什么怪病啊？怎样才能治愈？

看了他说的症状，我略略分析了一下，判定这是由职业劳损和长期受寒凉刺激引起的拇指腱鞘炎。这种病比较适合按摩治疗，可是我们不在一个城市。

不过，不在一个城市也不要紧，告诉他按摩的方法，让他自己给自己按摩吧。于是，我给他留言：

老同学，根据你说的症状判断，估计你患了拇指腱鞘炎，这种病可以通过自我按摩治疗，并达到治愈的效果。我告诉你按摩的方法：

1、按摩时要坐好，用健康的手来按摩；

2、用拇指指揉患处 1 分钟；

3、对整个腕部及拇指进行搓揉 1 分钟；

4、再压痛点部位进行点按并指揉 1 分钟后，弹拔患处 1 分钟；

5、用健康的手带动痛手的腕关节作背伸、掌屈、侧屈及腕部环绕动作100次；

6、作拇指的屈伸、环绕动作100次。

此外，你还要有所注意，避免手受寒凉刺激，配合适当的药物治疗，或者局部封闭治疗。希望我说的这些能给你带去健康福音。

两个星期后，朝东在网上碰到我，他说按我的方法按摩，效果很好，现在不疼了。我说，这只是暂时控制了病情，要想治好，还得继续坚持按摩。

治疗口腔溃疡 牙刷派上用场

我的孙子得了口腔溃疡，吃东西疼，说话也疼，很烦躁。他妈妈很着急，去买了“意可贴”，可孙子死活不愿意往口里贴。

儿媳妇又气又急，打电话找我，我说我马上就过去。

我问孙子为什么不愿贴，他说，贴上不舒服，他怕咽下去。我又问：“如果爷爷用别的方法帮你治，你愿不愿意呢？”

孙子也很干脆：只要不打针，不吃药，不贴膏药，用哪种方法都行！

“只怕你受不了痛！”我故意激他。

“爷爷你小看我，谁说我受不了痛！”

于是，我拿了把新牙刷，用开水烫了后，让孙子先用清水漱口。孙子觉得很好玩，非常配合。随后，我将牙刷伸到孙子口腔的溃疡处按摩，他哇哇哭了。

哭什么，你说不怕痛的，况且，按摩治疗口腔溃疡就是用牙刷的。既然怕痛，你就自己拿着牙刷按摩吧，你自己要把握力量的轻重，记住，每按摩15下后，就用清水漱口，一天按摩三至五次，要不了几天，你的口腔溃疡就会好的。

孙子见我生气，接过牙刷，照我说的做去了。

两天后，孙子的口腔溃疡果然好了。

治疗支气管炎 手掌推磨胸肩

堂兄爱抽烟，年经时一天要抽几包。我曾经劝他少抽点，他听不进去，还说什么“饭后一支烟，赛过活神仙”。后来年纪大了，患了慢性支气管炎，天天咳嗽不止，痰多，久治不愈。一天，他从乡下跑到城里来找我，问我有没有治疗慢性支气管炎的特效药。

他一进门就咳个不停，还不停地吐痰。这种习惯走到哪里都是不受欢迎的，不行，我得赶快给他治一治。

我把他叫到书房，给他准备了痰盂，对他说：你这病吃药恐怕效果不大，也许按摩能帮助你解除病痛。随后，我让他坐下，给他按摩。

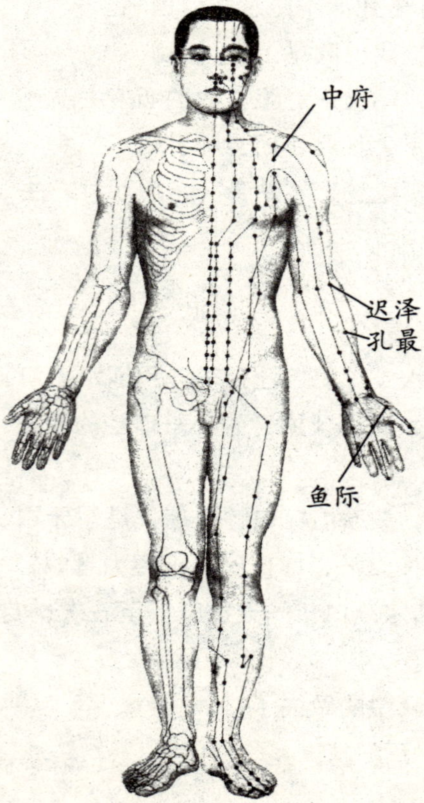

我先用手掌在他的胸肩部推摩了 30 次，再揉他的胸肩部 30 次，然后在他的中府穴、迟泽穴、孔最穴、鱼际穴各点按 1 分钟，又提捏他颈部喉咙处 30 次，最后用拇指和食指按捏他的喉结 3 分钟。

他感觉到舒服了很多！

就是这些部位，你回去按我说的方法天天按摩，你的病就会好的。

随后，我又教了他几遍，直到他学会这些按摩技法为止。

三个月后，我回乡

下探望父母，碰到堂兄，他说，他已经完全不咳嗽、不吐痰了，只是还有点气喘。我让他坚持按摩，工夫到了，自然会痊愈的。

如今，堂兄的慢性支气管炎已经全好了。

高血压不用怕 勤按摩多推拿

前面我讲过高血压的食疗方法，其实，我们还可以用按摩的方法来治疗高血压。

那年，我回乡下，碰巧邻居伍广元的老婆高血压发作，一时头晕、头胀、耳鸣、颈项僵直。一家人急得不得了，慌忙将她往医院送。

我说，她已经发病了，再将她放在车上颠簸，是不利于治病的。不如这样，先让我给她按摩一会儿，等她的病情得到缓解后，再决

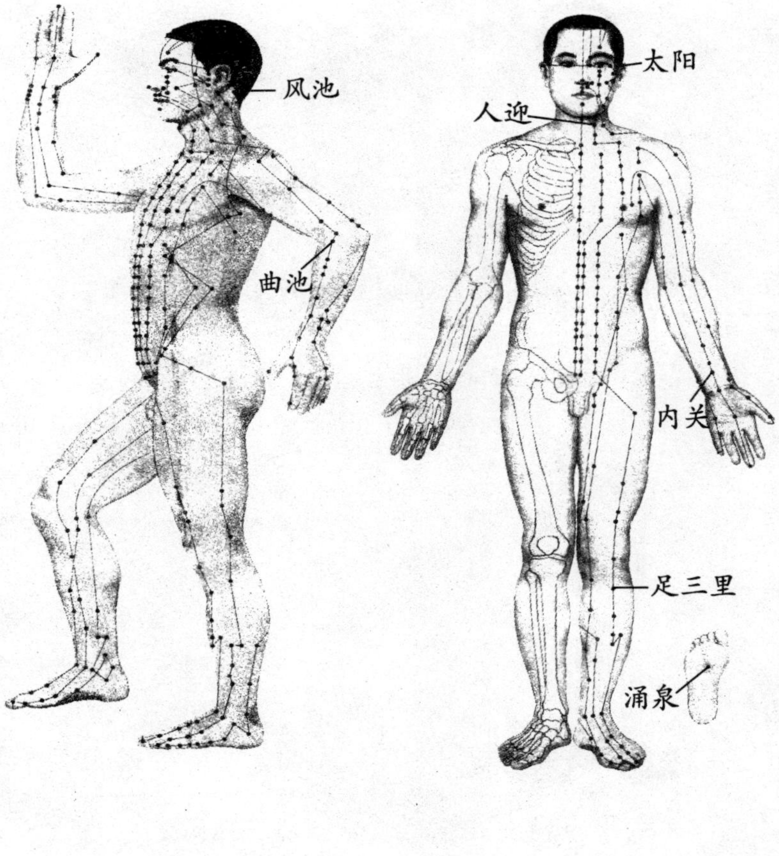

定是否送她去医院。

我曾用食疗治好伍广元的肾炎，所以，对我的建议他没有怀疑。

我在她的太阳穴指揉了半分钟，然后点揉她的风池穴半分钟，又捏拿她的项部1分钟，按人迎穴1分钟，然后将双手十指合拢，叩打头皮2分钟，又给她按摩由池穴、内关穴、足三里穴、涌泉穴等各1分钟。

伴随着我的按摩进程，她感觉舒服多了，居然抬起头来看着我“折腾”她。半个小时后，她恢复正常了。

我对老伍和他的儿子说，我把这套按摩手法教给你们，平常有空就这样给她按摩一下，再配合食疗，是能够控制复发的。

我教会他们按摩手法，又给他们开了一个食疗方子。

他们坚持按摩和食疗相结合，后来，她的高血压再也没有复发过。

据说，现在老伍的媳妇还用这种方法给别的高血压患者治病。

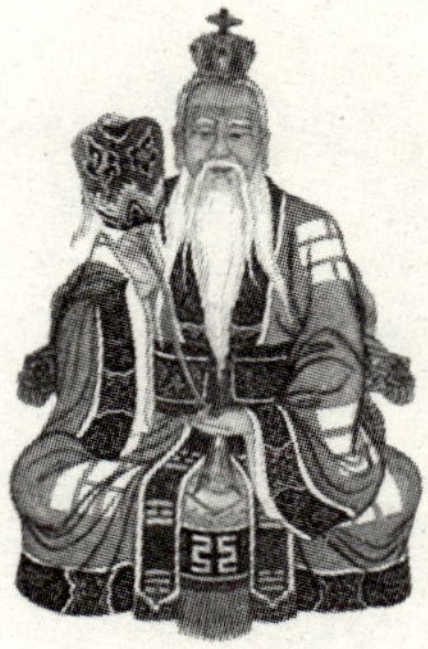

第八章 治病何必要花钱(二)

身体是我们自己的,每个人都是自己最好的医生,求医不如求己,我们完全可以做健康的主人。不管有钱无钱,我们都不要为看病花“冤枉钱”!

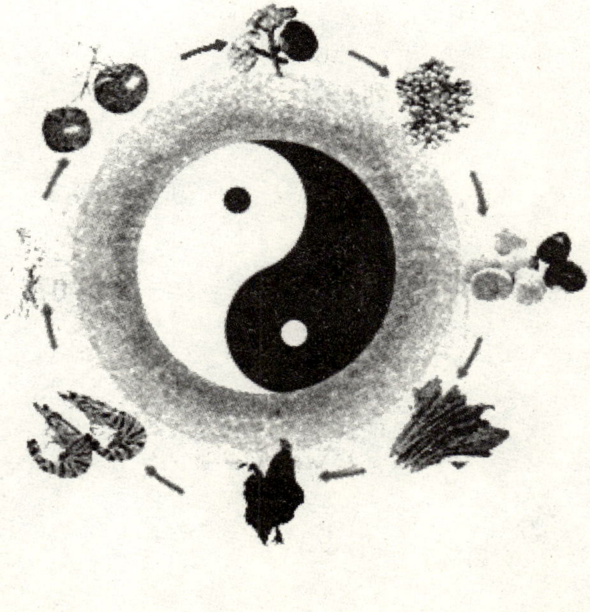

小时候，父亲教我读《易经》、《老子》，讲到做人做事时，他说“大道至简”，做人要简单，做事不要繁琐。后来，我研习中医，每每想到这句话时，总觉得它博大精深。其实，越是复杂、棘手的问题，我们越要用简单的心态对待它。治病也是如此，我们不要因为去医院看病药费贵、手术费贵，就认为要治好病肯定得花一个天价。

其实，很多时候，看病是不需要花钱的，我之所以这样说，自有我的道理，因为不花一分钱，我可以治好很多种病。

低血压别光补 多推磨勤按腹

与高血压相对应的是低血压，即血液的收缩压和舒张压都小于正常数值。患有低血压的人经常头昏、头胀、心慌、多汗、面色苍白、四肢发冷、周身乏力。很多人认为，治疗这种低血压就是补。

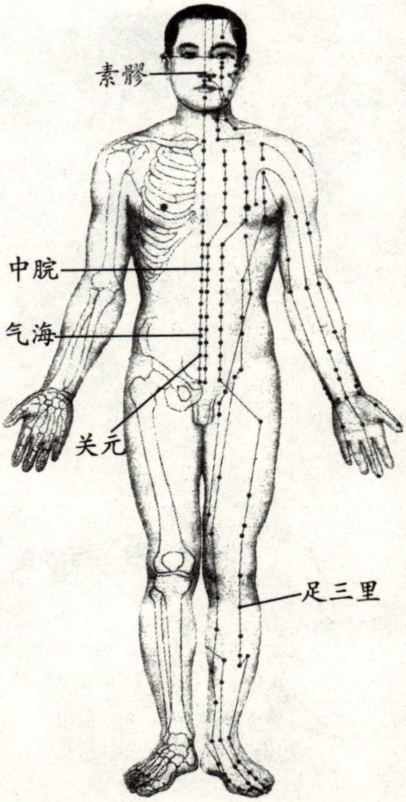

其实，这不是很科学，如果一味地补，导致经络不畅通，再多的营养也无法被充分吸收。

治疗低血压最好的办法就是一边补充营养，一边配合按摩治疗，这样，营养就能被充分吸收。

有位姓张的女士，她有个不足月出生的女儿，女儿今年9岁，被检查出有低血压。她买了不少补品给她吃，挖空心思调理伙食，但效果甚微。她百思不得其解，跑过来问我。

我让她将女儿带过来看看。

我看了她女儿，发现其经络疏通不畅，便给她按摩。

我用手臂推摩她的胸腹部30次后，用拇指、食指、中指捏素髎穴和中脘穴各1分钟，然后按压关元穴、气海穴、足三里穴各1分钟。

按摩完毕后，我对她说，你每天按这种方法早晚各按摩一次，辅之以适当的饮食调养，长期坚持，就能祛除低血压这一疾病。

张女士坚持给女儿按摩，三个月后，我见到她们母女，女儿气色红润，和一般孩子看起来没什么两样，张女士脸上的愁云也一扫而光。

治疗消化不良 轻微按摩腹部

有位杨女士跟我住同一栋楼，她患有消化不良症，每天吃很少的东西也会觉得肚子胀，体重由原来的100斤降到现在的80多斤。由于腹内胀气凝结，晚上睡觉也受影响，睡眠质量很差，虽然趴着睡稍微舒服一点，但颈椎又受不了，偶尔还觉得中上脘或肚脐下面隐隐作痛，胃部特别怕吹风，天冷睡觉时，胃部总要捂得厚厚的。因为身体较瘦弱，气虚无力，做事力不从心，她只好辞职在家。

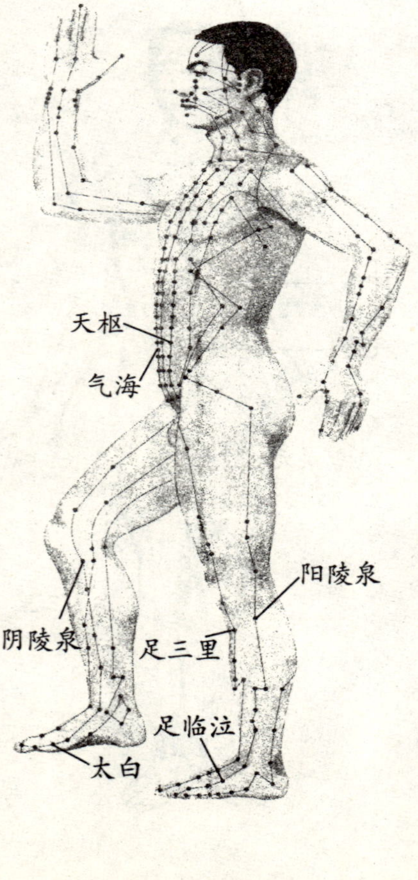

我的按摩技术早已在邻近的几个小区里传得沸沸扬扬，由于杨女士一向对中医不感兴趣，所以，长时间没来找我，后来实在受不了，犹豫再三之后，她终于抱着试一试的态度来找到我。

我让她平躺着，先用手按摩了天枢穴、足三里穴、阳陵泉穴、阴陵泉穴，以垂直点按的方式,各按了150下。

杨女士非常配合,虽然每按一个穴位都会有酸胀的感觉,尤其是她这种长年累积的病症,但她还是强忍着,没有吭一声。

接着在她的气海穴、足临泣穴、太白穴那里各点按了150下,最后按了150下百会穴。

按摩完毕,我问她的感觉怎么样?她说酸胀酸胀的,但明显感觉好多了。

随后,我教她自己按摩,帮她找准每个穴位的位置,她的悟性很高,没用多长时间,就掌握了其中的要领。

此后,杨女士坚持自我按摩,只十天半月工夫,腹部就不再觉得气鼓气胀的,食欲得到改善,饭量增加了。

半年后,杨女士明显丰满健康多了,气色很好。

她告诉我,自从学会了按摩,她的消化能力明显增强,体重增加了,干活儿也有劲儿了,还找了一家不错的公司上班。

所以,患有消化不良的朋友,还担心什么?按照上述方法治疗吧!

治疗冠心病 按摩咳几声

冠心病是中老年人常患的心血管病,是中老年人的健康杀手。冠心病发作时,患者往往会感到心前区闷胀,严重的还会出现心绞痛,并伴有心慌、气短、四肢阴冷、周身乏力,甚至发生休克、心衰以致猝死。所以,很多人一旦被查出患有冠心病,往往会背负沉重的心理负担,不断地求医问药,进行饮食调养。到了这个份儿上,就需要有一定的经济实力来支撑。其实,我们要养成“治病治未病”的习惯,或者在病情不是很严重的情况下进行调理和治疗,这样治起来效果好,花钱不多,甚至不花钱。

我在长期的摸索实践中,发现用按摩的方式治疗冠心病的效果非常不错,并且不花一分钱。

从理论上讲,冠心病属于心血管病的一种,因此,其发病与经络不畅有很大的关系,只要按摩相应的穴位,疏通经络,可以缓解,并逐步治愈。

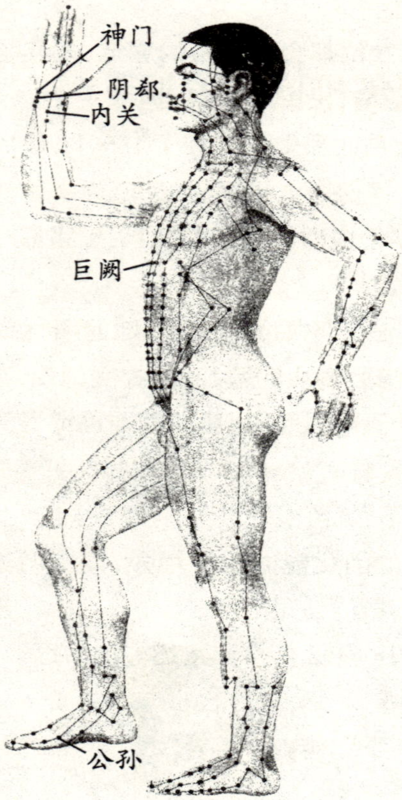

我用按摩的方法给老张、老冉、老陈等人治好病后，他们四处宣传我的按摩“绝技”。

老张有个亲戚得了冠心病，一年四季不离药瓶、药罐，经济上逐渐有些吃不消，听到老张宣传我的按摩“绝技”，便动了心。

老张把他带到我家，我给他按摩：

我先用手掌在他的胸部略偏左的部位推摩了30次后，让他大声咳嗽3声。

他很惊异地看了我一眼，勉强大声咳嗽了3声。

我又用手捏拿他胸部和肩部的肌肉各30次，给他按压了巨阙穴、神门穴、阴郄穴、内关穴、公孙穴各1分钟。

这个按摩流程并不复杂，涉及到的穴位也不多，在我的指点下，他很快记住了这些穴位，掌握了按摩的要领。

我还告诫他，保持心情舒畅，饮食要清淡一些，要戒烟戒酒，做些适当的体育锻炼。

半年后，老张的那位亲戚特意打电话来感谢我，说他天天坚持按摩，改变了饮食习惯，冠心病再也没有发作过，身体状况很棒，去医院检查，医生说他已经康复得差不多了，没想到小小的按摩这么厉害。

是啊，老祖宗留给我们的这些东西确实是无价之宝，我们应该好好珍惜。

偶发膈肌痉挛 只需推磨三五遍

“天有不测风云,人有旦夕祸福”这话一点也不假,无论你有多健康,身体总会有不适的时候,如果懂得一些自我康复的技术,那么面对这些突发事故,我们就不至于束手无策。

我认识一个人,时间观念非常强,认为吃喝很花费时间。因此他每次吃饭都是狼吞虎咽,力求以最快的速度解决问题。我曾提醒他说,这样吃饭对身体不好,但上天确实很眷顾他,他的体质和智商都比普通人强,尽管吃饭吃得很快,但很长一段时间,身体并无不适,我的庸俗观点他自然也不会接受。

有一次,我约他见面谈点事,到了中午,我们一起去吃快餐。我这一份还没吃到一半,他那一份早已下肚。不过,不愿看到的一幕终于发生了:他突然呃逆声不断,紧接着开始咳嗽,咳得连说话都说不出来。不用说,这是吃饭过快引起的膈肌痉挛。

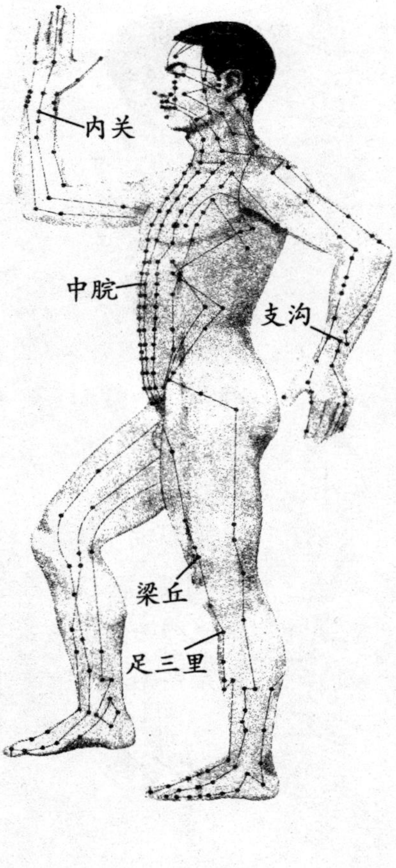

快餐店的服务员被这一幕吓得不知所措,以为是他们的饭菜质量出现了问题,里面夹带了什么东西。

我让服务员帮忙将他扶到一个比较安静的地方,然后用掌根沿着他的胸腹部横向推摩了30次,按压他的中脘穴、内关穴、足三里穴、梁丘穴、支沟穴各1分钟，并让他配合呼吸，吸气时向下按压，呼气时停止不动，保持压力。

折腾十几分钟后，他渐渐地恢复了。恢复后，他说的第一句话就是“我要将快餐店告上法庭索赔”。

我说，得了吧，这跟快餐店有什么关系，我们吃的是同一种饭菜，我吃了没事，你吃了就有事？告诉你，这种膈肌痉挛是由你饮食过快造成的，跟快餐店没有关系。你这种病具有很大的偶然性，要想避免发生，吃饭时一定要细嚼慢咽，不要吃得过快，不要饭后当风等。

他打消了告饭店的念头，并让我将刚才的按摩技巧教给他，万一以后再发生类似的事情，他能自己对付。

从此，他不再认为吃饭是浪费时间的事，也不再吃得那么快。

痛经羞于启口 治疗还需用手

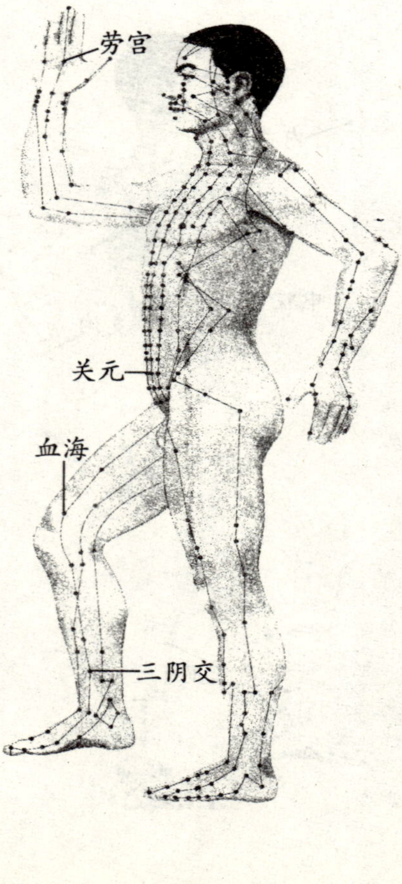

女人每月比男人多一件事要做，那就是月经。这是正常的生理现象，但并不是每个女人都会这么正常，有些女人到了这个时期总觉得痛苦难耐，在月经期或月经期前后出现阵发性小腹疼痛，感到腰部酸痛，两乳胀痛，行经不畅，严重者还会有剧烈疼痛，并伴随恶心、呕吐、头晕、手足发凉等症状。

在上网聊天时，一个女性网友向我透露了她的痛经之苦。她说她经常痛经，每次月经都要吃药，效果不理想，现在连月经规律都被打乱了，不是量特大就是量特少，她感到非常害怕，问我能不能用不吃药的方式治疗这种病痛。

我说可以通过按摩治疗。不过，这样的事不能由别人来帮你，你只能学会自我按摩，我也不能当面教你手法和穴位，最好，你自己去买张经络图，我这里告诉你动作要领，你照着经络图上的穴位按摩吧。动作要领如下：

1、在月经前一周或者在小腹开始疼痛时进行按摩；

2、用手掌揉摩小腹20次；

3、用手掌揉摩腰骶部和大腹内侧各30次；

4、捏提小腹部1分钟，让小腹部温热；

5、按压血海穴、三阴交穴、关元穴、劳宫穴各1分钟。

此外，还要注意经期卫生，注意保暖，避免寒冷，不要吃凉性食物；要劳逸结合，饮食起居要有规律等等。

过了一个月，这位女士在网上告诉我，按照我的方法按摩，她的痛经已缓解，这样坚持下去，今后可以不再忍受难言之痛了。

近视眼也是病 勤按摩能减轻

前面我给大家讲了用食疗保健眼睛的方法，不少网友认为，他们的条件有限，尤其是时间有限，无法经常用那些食物去调理和保护眼睛，而且他们已经近视得比较严重，饮食保健有点过迟。

这种看法不无道理，但不能因为已经近视就听之任之，否则，这是对眼睛不负责任的表现。据此，我向他们推荐了自我按摩的方法，不用花钱，不用看医生，不受客观条件的限制，同样能达到治疗效果。

当年，我的大侄子军军上高中，视力一天天下降。我的弟弟和弟媳都非常揪心，问是否要给孩子配一副眼镜，我说不用，要是配上眼镜，这辈子就永远是“三等”残废。我说，我知道有一种按摩手法，可以治疗25岁以下青少年的假性近视和低度近视，对高度近视也有一定的抑制作用。你们周末将军军带到我家来，我教他按摩。

周末，弟弟带着军军来了。我给军军示范和讲解按摩的动作要领：

1、双手食指中节沿着眉弓由内向外分刮十几次；

2、双手食指中节沿着下眼眶由内向外分刮十余次；

3、按揉两侧的太阳穴半分钟；

4、点按并揉睛明穴、承泣穴、四白穴、攒竹穴各一分钟；

5、闭目，隔着上眼皮轻揉眼球片刻；

6、闭目，做眼球自主运动1分钟。

按这种方法早中晚各按摩一次。同时，要注意消除不良的用眼习惯，按摩前一定要将手洗干净，避免细菌脏物进入眼内；课间要养成远眺的习惯，多看绿色。只要坚持下去，必有收获。

半年后，军军的视力恢复了，高中毕业，他报考军事院校，顺利通过体检，视力完全正常。

“按摩给我一片清晰的世界。”上军校那天，军军这样对我说。

股内收肌损伤 按摩恢复力量

有一次下班回家时，走进小区门口，看到一个小伙子一瘸一拐地往里走。

“大叔，听说这个小区有个非常会按摩的老师，很会治病。你认识他吗？”那个青年上前来询问。

天下竟有这等巧合的事，找谁谁就会出现在你的面前，这样的事我已经不止一次地碰到。我问他怎么啦，走路为什么一瘸一拐的。

他说他大腿前内侧痛，伴有紧扯感，上医院照片吃药，效果不大，这不，半个月过去了，还是这么一瘸一拐的。

我说，你那是股内收肌损伤。找个地方坐下来，我给你按摩。

年轻人用怀疑的眼光看着我，我说我就是他要找的那个人！而且像他这样的股内收肌损伤，也只有按摩的疗效最好，见效最快。

我沿着那青年的腹股沟向大腿的前内侧至膝关节掌揉了1分钟，用拇指在局部痛点指揉了1分钟，又弹拔了1分钟，再用双手在他大腿搓揉了1分钟，掌擦了1分钟，等那里变热后，又捶叩了1分钟。

这种按摩是很简单的，好学，你自己回去照着这样每天按摩几次，一个星期内基本能康复。

治疗髌骨软化 推磨拿捏数十下

我家的楼上住了个舞蹈演员,姓沈,很有演艺天赋,我看过她的不少演出。

一个周末,我在家看书,接到了沈女士的电话,说请我上楼去她家一趟。

我上楼按了门铃,她打开了门,我发现她步履艰难,那样子是没有办法下楼的,难怪她要打电话让我上去。

她说她的膝关节酸胀无力,又痛又痒,今天早上起来,更厉害,居然连下楼都成问题。

我仔细观察了一下说,你这是髌骨软化,是一种常见的劳损性疾病,这与你的职业有关系。不过没关系,只要你经常按摩,这种症状就可以缓解,逐步消失。

于是,我开始给沈女士按摩。

我在她的鹤顶穴、膝眼穴、足三里穴上各按了1分钟后,由轻到重在她膝关节处掌揉了2分钟,随后又在那里捶叩了1分钟,才用双手大拇指分别置于髌骨上下端,往返推动了髌骨数次。

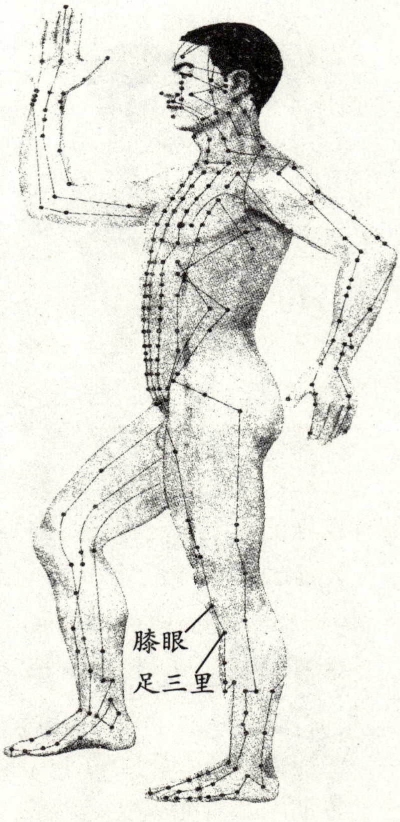

沈女士说她感觉好多了!

最后,我又屈伸她的膝关节30次。

我说,就这么简单,

过程不复杂,关键是要记住三个穴位。

我又让她照我刚才的手法,学着自己给自己按摩,并不时给她纠正,很快她就学会了。

两天后,她自己下楼,走着上班去了,不到一个星期,走路的姿势完全正常。

她一直坚持这样按摩,髌骨软化的毛病再也没有犯过。

治腓肠肌痉挛 足拇指要用力扳

老张的儿子那天来找我说, 他经常半夜睡觉时小腿突然抽筋,感觉很疼痛,并局部隆起,下肢不敢伸直,常常从睡梦中痛醒。

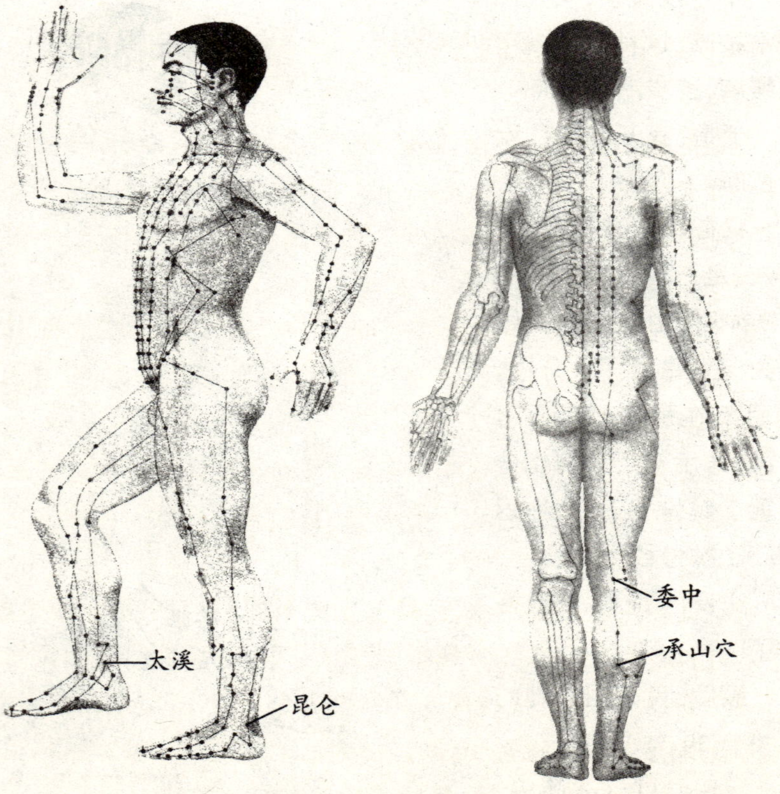

我说这是一种病，叫腓肠肌痉挛，俗称腿肚子转筋，这种病可以用按摩的方法治疗。然后，我教他按摩。

首先，将踝关节背屈，同时用手向上用力扳动足拇指，抽筋疼痛就可以缓解。此后，用手捏拿小腿后侧肌肉10次，并用手掌自脚窝向足跟方向推10次，用拇指按揉委中穴、承山穴、昆仑穴、太溪穴各1分钟，最后做踝关节的背屈、跖屈活动10次。

就这么简单，发生腓肠肌痉挛时按摩效果最好，不过平常也要坚持按摩，早晚各一次，花不了多少时间，坚持这样做，既能有效治疗腓肠肌痉挛，又能让你一天精力充沛，你可以有更多的精力去打理你的公司。当然，平常要注意不让小腿部着凉，更要适当地锻炼身体，避免过度疲劳。

小张回去坚持这样做，开始一两个月，还偶尔在半夜犯一两次，三个月后，基本不再复发了。

不怕过度疲劳足 自我按摩能消除

现在的孩子普遍很娇贵，经受不了风雨的侵袭。我孙子的学校组织了一个登山活动。山不高，也就五六百米。为了督促每个学生都登上山顶，学校专门派人在山顶做登记。孙子是个很要强的孩子，尽管平常锻炼得少，他还是咬紧牙关爬了上去。

虽然，孙子在这次集体活动中表现不赖，但回家后的表现就差劲儿了，他感觉脚疼、麻胀，而且还起了个水泡。他妈很心疼，打电话告诉我，说小家伙难受得很。

我过去后，对儿媳说，这叫疲劳足，是因过度疲劳而引起的足部不适，小家伙那双脚平日走得少，今天登山，经不起磨练。要治好它也不难。

我让儿媳打来一桶热水，让孙子先泡泡脚。然后我开始给他按摩：

我在他的整个足底部轻缓掌揉了3分钟，在痛处比较明显的地方揉了1分钟，给他的足底足背分别掌推了十几遍，随后又施用握法，从近端到远端足趾来回握擦10遍，让他活动踝关节，做背屈跖屈动作20次，双手搓揉足部1分钟，最后叩捶足底部10分钟。

渐渐地，孙子不再感到疼痛，看着我这样忙乎，觉得很有趣，居然笑了起来。我说，你还有脸笑，平时不锻炼，爬个山就这样，真是不中用。我告诉你，爷爷只侍候你这一次，今后再遇到这样的情况，自己按摩。另外，不要懒得动，平常多锻炼锻炼身体!

阵发性心跳过速 推拿按摩能自救

心血管疾病是非常让人害怕的，尤其是阵发性心跳过速。

所谓阵发性心跳过速，就是指心率突然加速，超出常规，每分钟最高可达到150~220次。这种病发作时，患者会感觉到强烈的心悸、胸闷和头晕，甚至恶心、呕吐，脉搏强快而有规则。患者一旦发作，家人往往惶恐不安。

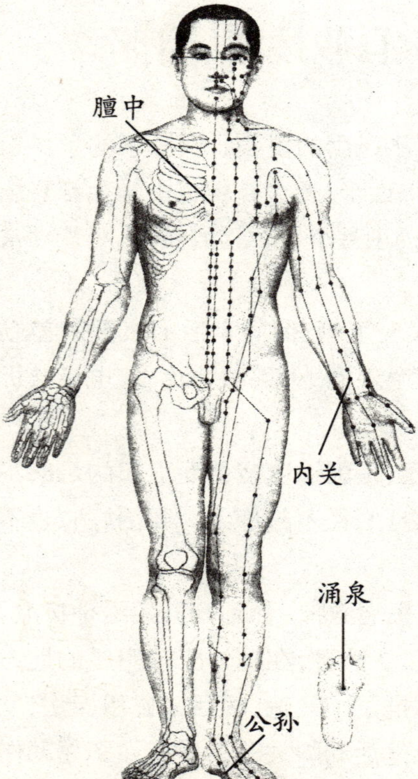

二十年前七月中旬，我回老家，当时四叔家的静妹高考完毕，正待在家里等分数，那个年代高考竞争非常激烈，真正的是“千军万马过独木桥”。四婶这个人爱唠叨，总是说些让人不爽的话，例如“考不上就算了，不如到广东打工去，你看人家临村张妈家的女儿在深圳打工，每月挣好几百块钱！”静妹是个非常爱读书的孩子，虽然成绩不很出众，但她异常勤奋，而且想读书，想上大学。因此，听了四婶的话，静妹感到非常压抑。

那天我正在午休，四叔突然跑过来找我，说静妹突然恶心呕吐。

我慌忙跑过去，把了把她的脉，发现她的脉搏振动很快，但极有规律。“不好，这是阵发性心跳过速！”

我迅速用手掌根推摩静妹的头颈部30次，用食指按压静妹的内关穴、巨溯穴、膻中穴、公孙穴各1分钟，又指揉涌泉穴1分钟，掌擦足心30次。

按摩完毕，我对四婶说，让她休息一下就没问题了，千万不要再说那些令她泄气伤心的话。她这种病很大程度上是因精神过于紧张造成的，刚才脉搏跳得那样快，如果不及时将它降到正常水平，那就危险了。

一个小时后，静妹感觉好了些，我又给她按摩了一次。下午，她起床放牛去了。

得了急性肠胃炎 巧妙按摩不花钱

一天，我跟老同学宋雨石在网上聊天，他有时回复很快，有时半天不理人。我有些恼怒，同学之间聊天怎么能三心二意，你是不是还在跟别人聊？

他说不是，他最近患了急性肠胃炎，不时得去洗手间大便，所以冷落了老同学。

我的怒火消了，因为我深知急性肠胃炎，这是一种非常折磨人的病，多发于夏秋季，主要是因饮食卫生等原因引起的，是一种很摧残人身体的肠胃病。一旦患上这种病，患者往往会感到恶心、呕吐、腹胀、腹痛、食欲减退，大便呈浠水样，而且比较频繁，同时伴有头晕、怕冷、全身无力等症状。得了急性

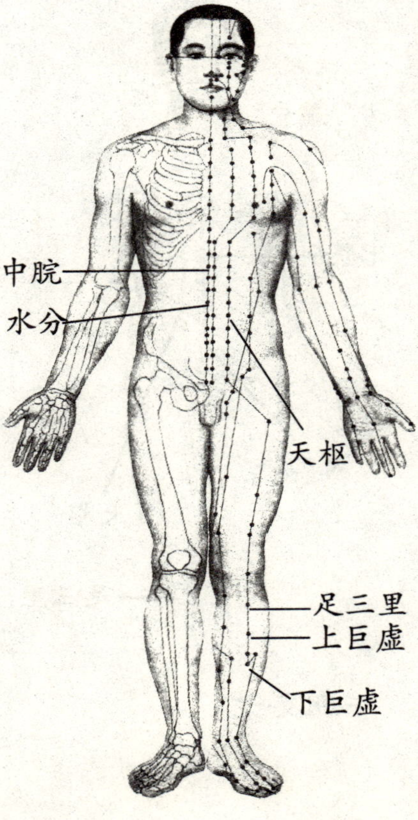

肠胃炎的人,一般要消耗相当大的体力才能恢复。

雨石是这两年才联系上的,他不知道我这些年在研究中医,所以,也没有向我咨询病情。

我告诉他,可以用按摩治疗急性肠胃炎,既不用花钱,又安全,并且疗效好。我让他自己去买张经络图,按照我所说的方法自己按摩。随后,我告诉他按摩方法:

先将两掌心相互摩擦至发热,用手掌在腹部肚脐周围沿顺时针方向推摩 50 次,提捏腹部皮肤 2 分钟,以腹内有热感为佳,照经络图找准水分穴、中脘穴、天枢穴、足三里穴、上巨虚穴、下巨虚穴等穴位,各按 1 分钟。这样按摩就可以治疗急性肠胃炎。

当然,在按摩治疗时,还要注意饮食卫生,吃些易于消化的半流质食物;不要吃生冷、刺激性强、油腻等不易消化的食物;自我按摩时宜与皮肤直接接触进行,不要隔着衣服按摩。

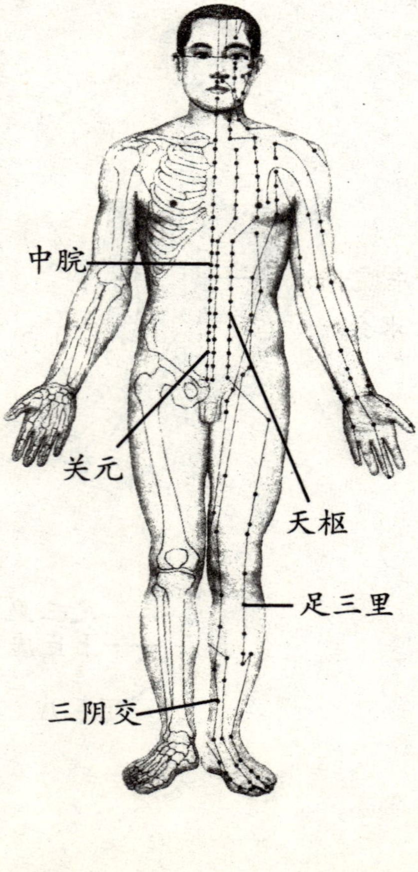

两个星期后,他在网上告诉我,他的急性肠胃炎已经好了。

腹泻又叫鸡鸣泄 早晚按摩要晓得

有个老人腹泻,每天黎明前,肚脐下就疼痛难忍,肠子咕咕叫,不得不起床大便,大便后感到腹部很舒服。他开始没在意,以为是冻了肠胃,但这样延续了一段时间后,他的身体越来越差,时常头晕眼花,食欲减退,全身无力。他吃了些止泻药,但仍日复一日地那样。

老张跟这个老人的关系不错，将这种情况告诉了我。我认为这不是普通的腹泻，而是一种鸡鸣泄的肠胃病，也就是鸡叫时肚子就定时泄，老年人最容易得这种病。不过，这种病是可以通过按摩治疗的。

那位老人年纪大了，不便到我这里来，我在老张的带领下，来到老人的家。

我让老人躺下，搓了几下手掌，将老人的衣服揭开，用手掌在小腹部做环行的推摩 50 次，再提捏腹部皮肤 2 次，然后将中脘穴、天枢穴、关元穴、足三里穴、三阴交穴各按 2 分钟。

老人说他感觉舒服多了。

我说，仅这一次是无法解决问题的，只能暂时让你舒服一点，要想解决病痛，还得坚持按摩。早晚各一次，由于老人年纪大了，自己按摩不便，我便教他家的小保姆学着按摩，很快小保姆就学会了。

后来，老张转告我，说只用了两个星期，老人就不再腹泻了，身体也慢慢康复，还说了好多表示感谢的话。

便秘腹胀虚胖 推腹治病减肥

女儿的同事小刘比较胖，一直在减肥，但无论怎么减，都很胖。她很苦恼，找了个机会来问我这到底是什么缘故。

我问她是不是有便秘现象，且经常感觉腹胀，她很不好意思地点了点头。

这就对了，便秘腹胀，消化系统不畅，体内垃圾运不走，还怎么减肥。

我对她说：你的肠管蠕动

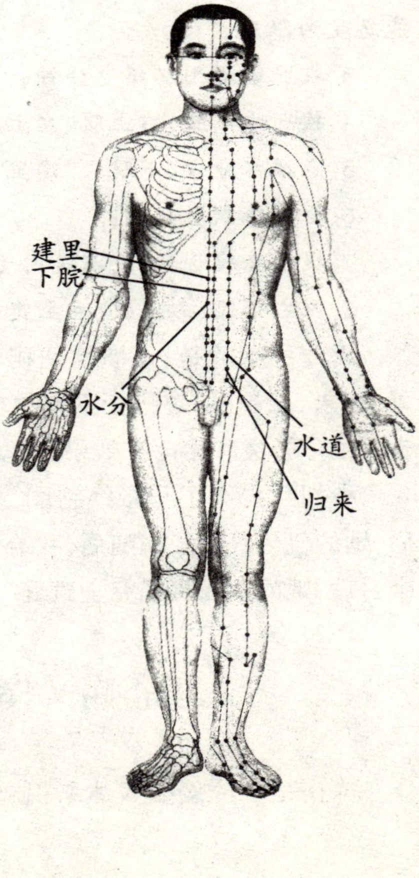

减弱，场内粪便及气体不通畅，久而久之，便进入血液，流到全身，形成虚胖。

我建议，最好不要急着减肥，先治好便秘和腹胀再说。只要治好了便秘和腹胀，减肥就容易多了。我还告诉她，像她现在这种情况，吃药的效果不是很明显，因为她已经吃了很多药，并没有减轻病症。

我建议她采用按摩治疗。

我说：你每天要干两件事，一是晚上坚持用热水泡脚，二是早晚坚持按摩。当然，由于事关难言之隐，我不好意思亲自给你示范，你自己去买张经络穴位图，我将按摩顺序和手法告诉你，你自己去对着图按摩。

按摩手法如下：

1、仰躺着，由上腹部向下腹部掌推30次，力量要重点，以有热感为佳；

2、先由左到右平行掌推30遍，再反之推30遍，力量也要重点，以能忍受为限度；

3、在肚脐周围环推2分钟；

4、按照右下腹、右上腹、左上腹、左下腹的方向和顺序，掌推30次；

5、点揉水分穴、下脘穴、建里穴、水道穴、归来穴各1分钟；

6、全腹振颤2分钟；

7、提捏全腹2分钟，以腹内变热为止；

8、照右下腹、右上腹、左上腹、左下腹方向，掌推30次。

需要注意的是，习惯性便秘者，应注意饮食的合理搭配，多吃蔬菜、水果、杂粮等，腹胀者不宜吃产气食物，如包子、水饺等，这种按摩也对治疗肠炎和腹泻有效果。

小刘回去买了一张经络图，按照我的方法，照图按摩，几个星期后，她的气色好多了。随后，我给他开了一道食疗的方子帮她瘦身，两个月后，她的便秘腹胀完全康复。

冻疮痛又痒 推拿去肿胀

冻伤是寒冷侵袭人体所引起的全身或者局部的肌体损伤，多发生在高寒地区。其中浅冻伤常见,多发生于身体薄弱部位,如耳廓、耳垂、鼻尖、手指、足趾、足后跟等处。冻伤后,初期局部发冷,有疼痛感,而后又发痒,皮肤发红以及轻度肿胀等症状。这种症状又被称为“冻疮”。

小时候,由于气温低,冬天没有袜子穿、手套戴,没有围巾、帽子、耳套,所以,脚跟、手背和耳朵总要被冻伤,长出冻疮,又痒又疼,爸妈帮我揉揉,让我用热水泡一泡。

由于小时候饱受冻疮之苦，大学毕业后，我接触了中医理论,所以,特别留心于冻伤的防治,除了配制出一些特效药外,我还摸索出一套按摩治疗冻伤的手法：

动作要领如下：

1、对患处轻缓掌揉或者指揉2分钟；

2、对患处搓捻2分钟,将那里搓热；

3、以患部为中心,向上、向下分别指推10多次；

4、对耳廓、耳垂、鼻尖等处的冻伤部位进行快频率的捏拿,一捏一松,促进血液循环；

5、对手指、足趾的冻伤部位进行拔伸,并帮助进行屈伸活动。

当然,需要注意的是,按摩只适合于浅冻伤,对于较重的冻伤,如已经出现水泡、坏死现象的,则不能用按摩去治疗。

由于,冻伤多发生在血流较慢,活动量较少的人身上。因此,要预防冻伤,除了要善于按摩外,还要注意补血暖身,增加活动量,适当使体内血液流快点,在寒流来临前注意防寒。

后来,我将我的这一套按摩手法带回老家,让我家里人和父老乡亲们学习,从此,老家的那些人再也没有生过冻疮。

创伤疤痕不求人 动手按摩就能行

小李是个爱美的女孩。有一次不小心,她摔了一跤,正好路上有碎玻璃片,将她的小腿划破。伤好后,她的小腿上留下了一条深深的创伤疤痕,虽然无特殊感觉,但她觉得很难看,大热天里,她也只好穿着长筒裤,将那里包得紧紧的。

小李找了很多家医院，想消除那条创伤疤痕，但效果甚微。

她和我女儿的关系很好，一天，在女儿的陪同下，她前来找我，问有没有办法将那条疤痕去掉。

我说有办法，像这样的疤痕，可以通过适当的按摩在一定程度上改善疤痕组织的弹性，恢复其光洁度，从而有利于伤口组织的修复和再生。

她喜出望外，要我教她按摩手法。我将按摩要领传授给她：

1、用热水浸泡创伤疤痕部位，根据疤痕形成的具体情况按摩，在按摩时，力度要以本人能够承受为限度，避免因用力过大而引起新损伤；

2、在疤痕处大面积掌揉或者掌摩2分钟，可根据实际情况延长或者缩短时间；

3、对于凸出的疤痕索条、运用指揉和推揉十几遍，力求发红发热为佳，但要逐步加力，不要操之过急，以免损伤组织；

4、由疤痕四周向疤痕中心掌推十几遍；

5、再由疤痕中心向疤痕四周掌推十几次；

6、捏拿疤痕组织7遍，治疗一段时间后，可争取将局部皮肤揪起，以增加其弹性及松弛度；

7、重复掌揉局部1分钟，以感觉到轻松为度；

8、于疤痕组织处捶叩1分钟；

9、施予指推1分钟。

几个月后，在女儿的陪同下，小李来到我家，非要请我吃饭不可，她说她坚持按摩，疤痕处的皮肤逐渐变得有光泽，疤痕也越来越淡，现在虽然没有完全消除，但不细看根本看不出，不影响她夏天穿裙子了。

治疗急性乳腺炎 托起乳房玩一玩

帮助小刘治好便秘腹胀，并帮助她成功减肥后，经小刘一宣传，我一下子又成了“妇科医生”，不少身体不适的女性打电话或者发短信找我，向我咨询按摩治病的事。我虽然有些哭笑不得，但想到人家既然愿意来找我咨询，说明人家很信任我，况且，能帮助人家，也是一件很快乐的事。

一天，设计院的工程师曾承飞来找我，说他老婆生孩子后，乳房肿胀，局部出现了红肿，用手摸乳房可以触及到痛块。他说，孩子那么小，急需哺乳，得了这种病，母子俩都受痛苦。去医院检查，医生说她患了急性乳腺炎，给她开了药，可是她坚持要用母乳哺乳孩子，所以，又不能吃药。小曾说他非常着急，问我能不能给他想个办法。

我说，既是这样的话，那就只有通过按摩的方式解决。不过，别人帮不了你，只能你自己动手，你去买份经络图，我告诉你按摩方法，你据图按摩。你拿笔记一下：

按摩时，让你媳妇仰躺着，你用手围绕着她的乳房外围掌揉 20 圈，找准那个小硬块，指揉 1 分钟，然后用手由乳房四周向乳头方向推挤十几次。

然后用手指点按乳根穴 1 分钟。点按完乳根穴，再用手由乳房四周向乳头方向推挤，直到里面不再出奶水为止。

记住，每次乳胀痛时，都这样给她按摩。

小曾记下这些回家去了。

几个星期后，他和他媳妇抱着小孩前来感谢我。小曾悄悄告诉我，说他回去照我说的按摩几天后，肿胀就消失了，那个硬块也散了，现在他媳妇的奶水充足，孩子也长得好。看着这幸福的一家子，我心里非常高兴。

膝关节骨质增生 按摩关节能祛病

邻近小区的钟大爷膝关节疼痛，感觉腿脚僵硬、关节内有摩擦声，后来慢慢地觉得下肢屈伸不利、行走不变，下蹲时困难，有时还有局部肿胀。到医院检查，医生告诉他这是骨质增生，给他开了药，但并没有给他带来药到病除的效果。钟大爷苦不堪言。一天，老张去钟大爷家串门儿，看到钟大爷痛苦的样子说，你何不去找对面小区的老夏帮你按摩一下。

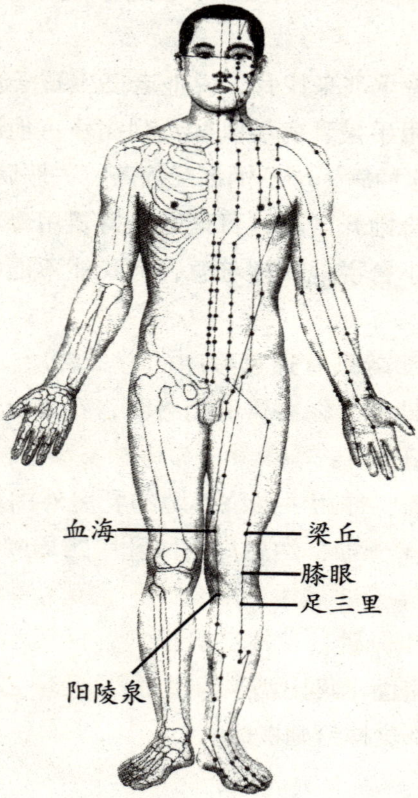

于是，在保姆的陪同下，钟大爷来到了我家。

我给钟大爷按摩，让保姆在一旁认真地看着，记下我每一个动作和所按的部位。

我先用掌揉钟大爷膝关节周围5分钟，将那里揉热，再用拇指拔揉关节周边的痛点30次，再按压血海穴、梁丘穴、内外膝眼、阳陵泉穴、足三里穴各1分钟，再推动髌骨向上、向下、向左、向右活动各30次，向膝关节上下两端掌推20次，最终双手搓揉整个膝关节2分钟。

“就这样按摩。那几个穴位是关键，你要好好记住。”我按摩完毕后，吩咐小保姆说。

保姆一脸茫然，我只好再重复了几遍，并让她去买一张经络图，对照按摩。

过了一段时间，我早上去上班，无意间看到钟大爷和保姆在一起散步。他很激动地告诉我，现在好多了，精神状态也不错，可以爬楼梯上楼了。

治疗末梢神经炎 手指勤搓多拔捻

有个网友问我:他经常觉得手指或者足趾乏力发僵，有时甚至觉得四肢末端有触电感、蚁行感、针刺感等异常感觉，这是不是四肢已经坏死，不会要截肢吧!

我说，这确实是种病，叫末梢神经炎，是由四肢末端周围神经病变引起的。不过，不要惊慌，没有什么大不了的，用手指勤搓擦，多拔捻，就可以治愈。

听我这么一说，网友有些激动，希望我赶紧将这套按摩技术告诉他。

我说行。动作要领如下：

1、双手互相搓擦2分钟，直到搓热为止；

2、分别搓手背、手腕处1分钟，将其搓热为佳；

3、由肘部向手指端掌推20次，手掌和手背侧都要推到；

4、分别搓捻手指，并逐个拔伸手指；

5、做伸指、屈指活动2分钟。

注意事项：按摩时，力度不要过猛，以免损伤皮肤；平常要注意保暖，避免四肢末端受寒凉刺激。

两个星期后，我打开电脑，发现那个网友已经给我留言，他说他的末梢神经炎已经好了!

股外侧皮神经炎 揉捏拍打不花钱

现在很流行穿那些款式新颖的时装，比如，很多年轻女性喜欢穿露胸露肩的新潮时装，看上去很美。但是，好看的东西不一定就是对健康有好处的，尤其是对那些体内寒重的女性来说，这样的时装对她们的身体是一种摧残。还有很多人喜欢穿紧身牛仔裤，殊不知，长期压抑大腿，很有可能引发骨外侧皮神经炎。

有位网友在QQ上对我说，不知道怎么的，进入秋季以来，她不时感觉左边大腿外侧有些异常，皮肤麻木发凉，时感疼痛，并感觉像有蚂蚁在上面爬一样。

我问她：你平时喜欢穿紧身的牛仔裤吧!

她说是的。

这就难怪了。我对她说：你得的是骨外侧皮神经炎，从现在起，最好少穿那些紧身的牛仔裤，正是因为你长期穿紧身牛仔裤，大腿长期受压抑，才引发了骨外侧皮神经炎。

啊！她感到很惊讶，继而问我该怎么办。

我说，好办，用按摩的办法可以治好这个病，我告诉你按摩方法：

1、下肢伸直，先掌揉患处 2 分钟，稍微用点力，将那里揉热；

2、由骨外侧向膝部掌推 2 分钟，将那里揉热；

3、用手提捏患部皮肤 30 次；

4、双手搓患处皮肤 30 次；

5、双手在患处拍打 50 次。

注意：按摩后要做到起居有规律，避免着凉，少穿牛仔裤，按摩期间不要紧紧裹着大腿处。

不久，在网上，我又遇到了她。我问她效果怎么样，她说已经好了。

是呀，没事揉一揉，按一按，病痛就滚蛋！

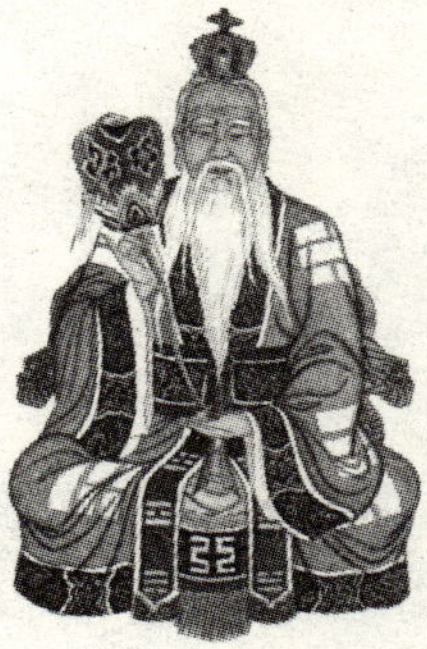

第九章 性是健康的良药

性健康是人体健康的重要内容,“性福”就意味着“幸福”,几千年来,中国的医学家和养生家们都在研究“房中术”,所谓“房中术”就是指男女性生活。保持健康的性生活,我们的生活才会充满阳光,健康将与我们同在。

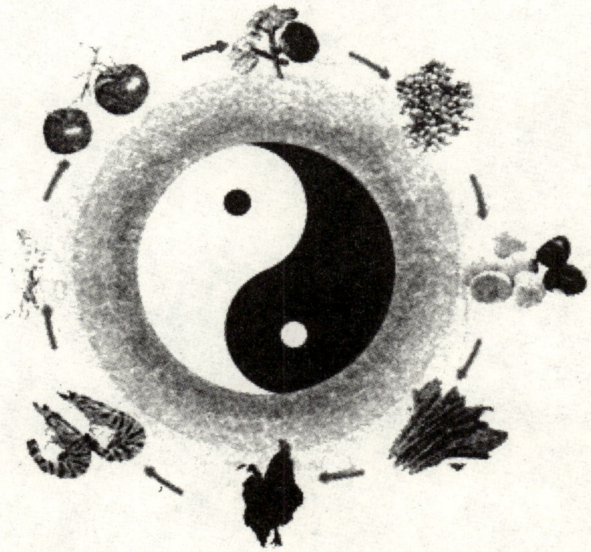

性健康是人体健康的重要内容，“性福”就意味着“幸福”，几千年来，中国的医学家和养生家们都在研究“房中术”，所谓“房中术”就是指男女性生活。保持健康的性生活，我们的生活才会充满阳光，健康将与我们同在。

性和谐就是健康和谐

出人意料的是，婚后不久，她身体上的不适完全消失，很快变得红光满面。她说，婚后她并没有刻意去保养身体。其实，婚后，她的身体状况之所以根本好转，很大原因在于她恢复了性生活，而且和谐而有规律。

早在秦汉时期，就有一批养生家专门研究男女之事，从中寻找延年益寿的秘方，这些秘方被后人称为“房中术”。

“房中术”是历代养生家都颇为重视的养生术，唐代医药学家孙思邈将其列为养生的十大要妙之一。孙思邈认为，性欲要求是人类最基本的生理需要之一，不能绝对禁止，“男不可无女，女不可无男，无女则意动，意动则神劳，神劳则损寿。”可见，绝对禁欲对于男女双方都是一种伤害，强制性地抑制性欲，是违背生理需要的，不但无益于养生，反而会损害健康，导致疾病。他认为，“强抑郁闭之，难持易失，使人漏精尿浊，以致鬼交之病，损一而当百也。”这种非正常的泄精，其危害性远甚于男女之间的正常交媾。

以孙思邈为代表的历代养生家认为，本着“不违情性之欢”的原则，房中养生的关键在于男女之间共同努力，使房中之事达到和谐。　所谓和谐，即是指性生活的美满和谐，使男女双方都得到性满足，精神欢娱，有利于健康。要做到这一点并不容易，需要男女双方互相配合，并掌握一定的方法。孙思邈指出“御女之道，不欲令气未感动、阳气微弱即以交合，必须先徐徐嬉戏，使神和意感，良久乃可令得阴气。”“先与女戏，……令男女感动，”也就是说，男女正式交合之前应有一个嬉戏调情阶段，使双方充分动情，这样就容易达到性和谐。

一般地说，男的性兴奋来得快，很容易达到高潮，而女的性兴奋缓慢，不容易达到高潮，但持续时间较长。所以性交前要进行嬉戏调情，尤其是让女方充分动情，这样就容易同时达到高潮，实现和谐。孙氏还认为，房事过后，要进行导引行气，啄齿饮玉浆 (即口中津液)，意守丹田，以助精气的复元，所谓“男女各息，意共存思之。”

总而言之，性和谐是养生的一种境界，它要求男女彼此照顾，相互配合，讲究方法，做到生理上的同步。对此，古人还作了绘声绘色的描绘：“男欲求女，女欲求男，情意合同，俱有悦心，玉茎施纵，乍缓乍急，玉户开翕，或时作而不劳，强敌自佚，吸精吸气，灌溉朱室。”可见，性生活需要和谐，需要男女双方的默契配合。

在现实生活中，很多人也将和谐而有规律的性生活当作延年益寿的手段。他们认为和谐的性生活可以锻炼膀胱经，促进血液循环和体内的新陈代谢，使男人更有精神，使女人更加靓丽，富有活力。相反，一个人如果没有正常而有规律的性生活，其得病的几率往往要比常人高，身体健康会大受影响。

肖琳 30 多岁，自从丧夫后，性生活也随之失去，她的身体变得非常差，吃过很多补品，看过不少医生，都无法使她的身体根本好转。后来，有个好心人给她介绍了个男人，她相中了，与之登记结婚。出人意料的是，婚后不久，她身体上的不适完全消失了，很快变得红光满面，光亮照人。她说，婚后她并没有刻意去保养身体。其实，婚后她的身体状况之所以根本好转，很大原因在于她恢复了性生活，而且和谐而有规律。

健康的性生活必须有节

一位35岁的女士说，她的丈夫对性的要求非常强烈，几乎每晚一次，有时一个晚上要交合两三次，她担心这样下去他的身体受不了……

虽然和谐的性生活有利于男女双方的健康，但亦不可太过，应该适可而止，否则就成了纵欲，纵欲过度，对身体是一种伤害。换句话说，性是一把双刃剑，既可使人健康长寿，也可使人形消骨毁，使健康严重透支。

一个自称有35岁的女网友在QQ里留言说，她丈夫是位汽车司机，虽然白天很劳累，但对性的要求非常强烈，几乎每晚一次，有时一晚上要交合两三次，她担心这样下去他的身体受不了，便劝他适当节制性事，但此举招致丈夫的强烈不满，夫妻俩多次为此事争吵。对此她感到心神不安，不知如何是好。

这位女士的忧虑是有道理的，他的丈夫明显有纵欲的倾向。这样的性生活太频繁，迟早有一天，他的身体会吃不消，应自觉节制，把性生活的节奏控制在一定范围内。

有人问道：一个人一周究竟应过多少次性生活，才算合适呢？这个问题要因人而异，唐代著名养生家、医学家孙思邈认为，“人年二十者，四日一泄；年三十者，八日一泄；年四十者，十六日一泄；年五十者，二十日一泄；年六十者，闭精勿泄。”可见，性交的次数是与年龄成反比的，即年龄越大，性生活的次数应该越少。当然，他说的性生活次数未必适合现代人，一般地说，只要身体状况正常，现代人可以遵循以下性生活频率：20~30岁的夫妻，一星期3~5次；30~40岁的夫妻，一星期3~4次；40~50岁的夫妻，一星期2~3次；51~55岁的夫妻，一星期1~2次；56岁至60岁的夫妻，一星期平均1次。

只要控制在上述范围内，一般来说，不存在纵欲问题。相反，如果大大超过上述范围，那就很有可能形成纵欲。

那么纵欲有没有一个标准呢？其实是有的。

专家们指出，性生活是否过度可以参照以下标准：在休息时间充裕的情况下，性生活之后第2天双方均不感到疲劳，这说明这样的性生活对身体是有好处的。相反，如果出现头沉腰酸、心跳气短或食欲不振等情况，这就说明性生活过于频繁，需要及时调整节率。

在现实生活中，不少男子往往爱炫耀自己的性生活次数，他们认为，性交次数越多，证明自己性能力越强。一方面，他们竭力使妻子达到飘飘欲仙的状态，希望从妻子的兴奋中证明自己实力不俗，另一方面，又隔三差五地外出寻欢，证明自己的性能力很有“富余”。实际上，这是对自己的身体不负责任的表现，这样的人，迟早有一天会用巨大的代价为他们的纵欲埋单。

其实，和谐美满的性生活有一条很重要的标准就是：性生活一定要适度适量，绝不能纵欲！

青年夫妻性生活要有情趣

青年夫妻的性爱应以追求美妙的感觉为境界，做到气至而交，节欲养精，选择适当的姿势。

有位新婚不久的少妇在网上问我，夫妻之间做爱最需要注重什么。我说感觉。她说她和丈夫的兴致很好，一个星期要做上四五次爱，这样的频率会不会影响身体健康。我说只要不是刻意为之，只要第二天双方没有腰酸背痛等不适感，就不会影响健康。

一般而言，青年夫妻的身体健壮，精力充沛，气血旺盛，感情缠绵，处于生儿育女阶段，做爱的频率相对较高。但相对频繁的性生活一定要以良好的感觉为前提。要实现良好的感觉，应注意以下几点：

1、气至而交。中医认为夫妇在交合过程中，待气至之后，再合阴阳，则阴施阳受，情洁意美，否则不仅性生活不和谐，还会对身体造成伤害。清代沈金鳌说：“交会之时，女有五伤之候，一者阴户尚闭不开，不可强刺，强刺则伤肺；二者女兴已动欲男，男或不从，兴过而交则伤心，心伤则经不调；三者少阴则遇老阳，玉茎不坚，兴而易软，不得动摇，则女伤其目，必至于盲；四者经水未净，男强逼合，则伤其肾，五者，男子饮酒大醉，与女交合，玉茎坚硬，久刺不止，女情已过，阳兴不休，则伤腹。”因此在性交前，要彼此神交，然后行之，则阴阳和畅，精血和凝。要做到这些，需要学习性知识，了解性心理、环境、感觉，情感等对性爱的影响，了解男女双方性冲动在强度、速度、性感等方面的差异，了解性生活与饮食起居、时间空间、气候、生理等的关系，选择合适的性交姿势，以达到性和谐，共享性快乐。

2、节欲养精、健身养身。青年夫妇往往容易自恃气血旺盛，身体强壮，频频交合，不知节制。长此以往，必至肾亏精损，体弱多病，早衰早逝，所谓“倍力行房，不过半年，精髓枯竭，惟向死近。”

现代医学指出，精子是由原始生殖细胞发育而成的，一般需要70天左右才能发育成熟，藏于附睾内10天才有生殖能力。一个人要想身体健康，精液和前列腺液必须保持一定的数量，而性交后，精液和前列腺液的恢复需要一定的时间，并且随着年龄的增大，所需的时间会更长。因此，如果性生活过于频繁，不注意节欲养身，很有可能导致不育或者前列腺炎等疾病。

3、把握性交姿势，尽量做到消耗少，快感强。青年人体力充沛、气血旺盛、四肢灵活，要使性生活更趋于和谐，加深感情，同时又不影响身体，应选择科学的性交姿势。在所有的姿势中，女方仰卧或女上男下的姿势是最适合的。其他类型的姿势，虽然也能达到性兴奋、性和谐的目的，但体力消耗较大，不利于保健养生。当然如果体力吃得消，偶尔换一下其姿势，增添情趣，也未尝不可。

总之，从保健养生的角度来说，青年夫妻的性爱应以感觉美妙为追求的境界，同时也要注意节欲保精，做爱时要注意省力，不能过分追求刺激，否则，不但不利于保健养生，还有可能发生意外。

中年夫妻性生活追求健康

有位网友曾在QQ上向我诉苦，说他丈夫才40岁，但性功能明显衰退，有时一个多月都没有性冲动，她心里特别难受……一个月后，她说，她的丈夫又勇猛如初，精神比先前好了，她自己也觉得很幸福，快乐。

我给那位年轻的女性网友讲完这些，她又问我：中年夫妇做爱，是不是也要注意这些呢？

这个你也要问？你还很年轻耶！我略略感到有点诧异。

她说那个阶段迟早要来，早了解可早做好准备，努力做到一生都“性福”健康。

我说，中医认为，人的性功能是由肾和肾精决定的。人到中年，肾气开始衰退，性功能逐渐减弱，一般地讲，男人从50岁开始，女人从40岁开始，性欲开始衰退，具体表现为男人阴茎勃起所需时间较长，硬度有所减弱，女人的兴奋持续时间短，阴道液体的润滑作用减弱。因此，中年夫妇的性生活要有所节制，不能像年轻时那样过于频繁，否则会“衰而即至，众病蜂起，久而不愈，猝至不救。”

当然，性生活有所节制，不是说中年夫妻的性生活不重要。相反，有节制的性生活对于中年夫妻的健康来说，至关重要。

有些中年夫妇由于种种原因，彼此很少做爱，甚至长期分居，这对他们的健康是非常不利的，他们的性功能将因此而急剧衰退，衰老会提前到来。《素女经》曰：“今欲长不交接，为之奈何？素女曰：不可。天地有开阖，阴阳有施化，人法阴阳，随四时，今欲不交接，神气不宣布，阴阳闭隔，何以自补！”可见，中年人不做爱，对身体是没有好处的。

有位网友曾在QQ上向我诉苦，说她丈夫才40岁，但性功能明显衰退，有时一个多月都没有性冲动，她心里特别难受。我告诉她，40岁的男人性欲有所衰退，这是正常的，不必焦虑，应该正确面对这个问题，但也不至于一个多月都没有冲动，要想改变他的这种状况，你应主动配合，以固有的温存体贴泰然处之，想办法消除他的焦躁和不安，使其心情舒畅，这样，或许能恢复他的性功能，否则，一旦让他陷入恶性循环之中，后果不堪设想。这位女网友按我所说的去做了，一个月后，她说，她的丈夫又勇猛如初，精神比先前好了，她自己也觉得很幸福，快乐。

其实，她的丈夫只是出现了性冷淡，这一情况也会出现在女性身上，尤其是中年女性，因此，面对这种情况，做丈夫的也要给予更多的体贴和爱抚，增进交流，交流感情，多陪陪妻子。

一句话，保持和谐而有节制的性生活，对于中年夫妇的健康至关重要，切不可等闲视之。当然，中年夫妇在性交时，对姿势也应有一定的讲究，最好是采取左侧入或者右侧入的方式，因为用这种姿势做爱，体力消耗较小，持续时间也较长，双方的体位也舒适。而且即使男性阴茎勃起不良，也能进行性器官接触。这种接触，对中年夫妇来说，无论是从心理还是生理上说，都是非常有利于和谐的。

老年夫妻的性生活不可少

孙思邈说：“六十者闭精勿泄。若体力犹壮者，一月一泄，凡人气力有强过者，亦不可强忍。”可见，老年人虽然要注意节欲保精，但也不能远离性生活。

那老年人的性生活呢？那个女网友追根问底。

老年人的性生活同样重要。很多老人认为，性生活是年轻人的事，到了一大把年纪还过性生活，是“老不正经”。其实，这种看法是错误的。

诚然，人进入老年阶段，脏腑功能明显衰退，肾气衰微。女人49岁以后，任脉空虚，大冲脉衰微，先天元阴之气衰竭，月经断绝，形体衰老，不再能生育。男子到了56岁后，肝气衰退，筋骨活动不便，先天元阴之气和肾气俱衰，身体状况明显衰弱，到了64岁时，五脏之气俱衰，先天之气已枯竭，不能生育。但是，这并不意味着老年人要“远房帏、绝嗜欲”。孙思邈说：“六十者闭精勿泄。若体力犹壮者，一月一泄，凡人气力有强过者，亦不可强忍。”可见，老年人虽然要注意节欲保精，但也不能远离性生活。

现代医学研究表明，老年人保持有节制的性生活，可以使机体的某些功能保持兴奋，延缓衰老。当然，老年人毕竟是老年人，不能像年轻人那样随心所欲，在性生活这个问题上，他们应注意以下几点：

1、要多加节制，其做爱的次数应视体质强弱加以调节。

2、有性需求，不必有顾虑而强忍，要适可而止。

3、体弱者及心脏病、糖尿病、肝炎等患者，要避忌做爱。

4、老人做爱应该以体力消耗小、体位舒适为原则，选择适应其兴奋性慢、体力不充分的做爱姿势。

需要指出的是，年轻人尤其是当子女的，应充分尊重其老年人的性权利，不要给他们造成过重的心里压力，更不要干预丧偶老人的婚恋，这样，才有利于他们活到天年。

健康性爱 须牢记六条禁忌

女人经期禁止做爱、孕期要谨慎做爱、产后百日禁止做爱，哺乳期要限制做爱，此外，七情太过不宜做爱，劳倦所伤不要做爱，酒后忌讳做爱。

性生活是一把双刃剑，适当、适量的性生活对健康是有益的，超量或超负荷的性生活，会透支身体，损害健康。此外，要真正达到性保健的目的，还要注意一些禁忌。

一位网友对我说，做爱的最高境界是性和谐，但他不明白，为什么很多夫妻之间的性生活一直很和谐，却并不健康长寿？

很正常，性和谐只是健康长寿的必要条件，而不是充要条件，长寿不长寿，还涉及到其他很多因素，比如做爱禁忌什么。如果在做爱过程中，只求双方和谐，而不注意那些禁忌，同样有损于健康。一般而言，男女双方在性生活方面，要注意以下禁忌。

1、女人经期要禁止做爱。女人在月经期，子宫腔内有创伤面，不能做爱，否则会引起生殖器官发炎等疾病。孙思邈说“妇女月事要求绝交合，令人成病。”而现代医学研究表明，女人经期做爱，会引起崩漏、带下、痛经及子宫糜烂、宫颈癌等多种疾病。

2、女人孕期要谨慎做爱。中医认为，妇女在孕期应“主静节欲，以保胎元”，对房事必须谨慎从事。孙思邈说：“妊娠一月……不为力事，寝必安静，无令惊恐”、“妊娠二月……居必静处，男子勿劳”。所谓“不为力事”、“男子勿劳”就是说要禁止房事。这是因为女人怀孕，赖肾水荫胎，水源不足，则易沸腾，加之久战不已，则火为之大动，水火两病，不能固胎。所以女人在怀孕前三个月和后三个月应当禁止做爱，中间几个月可以做爱，但也要注意节制，要注意做爱的姿势，做爱姿势要以女性舒适和腹部不受挤压为原则。

3、女人产后百日禁止做爱，此后哺乳期要适当限制做爱。妇女分娩时大量出血，产时用力过度，产后身体极其虚弱，故需要相当长的时间调养，产后百日要禁止做爱。孙思邈说：“妇人产后百日以来，故需殷勤……若有所犯，必身反强直，犹如角弓反张，名曰褥风……凡产后满百日，乃可合会，不尔至死，虚羸百病滋生，慎之，凡妇人皆患风气脐下虚冷，莫不由此，早行房故也。”此外，乳汁乃是母体气血所化，乳母体质健康则乳汁充沛，营养价值高，反之乳母体弱，房事劳伤，则母乳不足，有碍于婴儿的生长发育。因此哺乳期的女人，即使在产后百日，也应该节欲保乳。

4、七情太过，不宜做爱。七情六欲，人皆有之，但若情欲太过，或暴喜、或暴怒、或大惊、或遽恐，都会伤脏腑，发生疾病。正如孙思邈所说：“大喜、大怒……皆不可合阴阳。”这是因为：

喜为心志，使人气和志达，营卫通利，若喜笑太过，则心气耗散，以致心火虚而不能下交，肾水寒而不能上济，值此心肾不交，水火失济之时，勉强交合，会造成丹田失守，元阳受损，肾精耗伤。

怒为肝志，肝主流浪（泄），大怒伤肝，相火妄动，则精气下走，“忿怒中尽力行房事，精虚气结，发为痈疽”。

忧为肺志，忧愁太过，气机不能舒畅，食欲减退，先天肾精得不到后天水谷之精的滋养和补充，则逐渐亏损，长期处于忧愁的心境，导致性功能底下，勉强交合，容易造成心理上的伤害。

恐属肾志，大惊遽恐则肾脏受伤，惊恐之余勉强入房，可导致月经不调，或者阳痿不举，“恐惧中入房，阴阳偏虚，自汗盗汗，积而成劳”，若因此而怀孕，还会影响下一代。

5、劳倦所伤，不要做爱。中医认为，久视伤血，久卧伤气，久坐伤肉，久立伤骨，久行伤筋。在身体疲劳，体力下降，或者大病初愈，元气未复的情况下，不可做爱。否则，必使脏腑愈虚，发生各种病变。孙思邈说“凡新沐、远行及疲劳、饱食……男女热病未瘥，女子月血（月经）、新产，皆不可合阴阳。”也就是说，心情不愉快，身体健康欠佳时，要禁止做爱。

6、酒后忌讳做爱。醉酒后做爱对人体健康危害大。醉酒后，人就失去了自持能力，做爱时兴奋过度，恣欲无度，必欲竭其精而后快，阴精过度消耗，会严重影响身心健康。酒味甘辛而苦，大饮而醉，则耗气乱神，烂肠胃。胃阴被劫则肾精失养，兼以入房，复竭其精，则会引发疾病。此外，酒醉失控，行为一定粗暴，狂施滥泄，只顾自己快乐，不考虑对方需要，会使性生活不协调，从而导致性冷淡、性恐惧等，影响健康和家庭幸福。

总之，从养生保健的角度出发，不但要适当适量地做爱，追求性和谐，而且要注意禁忌。只有避免这些禁忌，性生活才能达到保健养生的目的。

性心理健康等于延年益寿

中老年人也需要缠绵，多与爱人单独相处一会儿，不妨“色”一点，不仅有利于加强夫妻间的感情，而且还有利于引发体内激情，延缓衰老，延年益寿。

一位网友说：有时他并不想做爱，但喜欢和爱人赤裸裸地抱在一起，让敏感的部位接触。不知道这样对健康有没有好处？

我说，好处是有的。因为性行为不仅是一种生理行为，也是一种心理行为，做爱的最高境界是身心俱悦。两个人在一起，不一定要真刀真枪地做爱，只要通过拥抱能使身心都得到满足，同样有益于身体健康。

正常人对性的感受，几乎会伴随他一生。而且很多人对性生活的欲求，从青春期开始到高龄，始终延续不绝。因此他的性心理也是终身相随的。

我认识一个对老人，80多岁了，心态仍比较年轻，夫妻俩亲亲密密的，让人看了有些“肉麻”。其实，我认为这是一件好事，只要他们相互忠诚，彼此娱悦，他们的晚年健康就有了重要的保证。

中医认为，七情六欲对人的健康影响很大。良好的心情能使人气血流畅、脏腑调和、经络顺通，阴阳平衡，外邪不易侵入。老年人性心理健康是心态良好的表现，拥有良好心态的人是容易健康长寿的。

所以，在日常生活中，我们应该主动培养健康的性心理，概括地讲，我们可以从以下几方面着手：

1、培养对性生活的向往感和新奇感。对性生活的向往和追求，不仅是年轻人的专利，在中老年人的感情王国里，也需要永远活跃着“小两口”时代的形象，小两口可以卿卿我我，老夫妻也同样需要缠缠绵绵，从性生活中寻找兴奋和激情。

很多人在年轻时或许对性充满了向往感和新奇感，自从有了儿孙，就成天和儿孙混在一起，无形中限制了性情感的流露。其实，中老年夫妻也应有自己的独立生活空间，多与爱人单独相处一会儿，不妨“色”一点，这不仅有利于加强夫妻间的感情，而且有利于引发体内激情，延缓衰老，延年益寿。

2、不断开拓自己的性感视野。或许有人觉得，提到性感，就意味着猥亵和淫秽。其实性感是纯洁而美丽的，那些描写和展示两性之间健康的情爱和性爱的文艺作品，如小说、戏剧、电影、电视、视频等，青年人可以欣赏，中老年人同样也可以欣赏。中老年夫妻不时一起欣赏这类作品，可以增进感情，激发彼此的性情，保持和维护健康的性心理。

3、以安适取代不适感。所谓安适也就是满足。无论是青年夫妻，还是中老年夫妻，一定要明白，不可能每次做爱都很成功，不可能每次做爱都能达到高潮。尤其是女性，做爱时没有达到性高潮的大有人在。因此夫妻做爱时，不必对有没有高潮过分在意，每次做爱后，一定不要谈自身出现的不适感和失望感，以免给对方增加心里压力。

总之，保持良好的性心理，会使一个人心态良好，激情常在，活力常在，这样的人最容易远离疾病，活到天年。

更年期男女“性福”须注意

> 男人应有意识地进行性按摩，尤其是进入更年期的男人，经常按摩按摩，可以促进那里的血液循环，使那杆“性福枪”耐磨耐用。

更年期妇女更应重视夫妻性生活的协调，否则容易导致猜疑和妒忌心理，甚至有可能发展为更年期偏执症。

男人进入更年期后，因为性功能衰退，往往会担心自己的身体出现了问题。女人进入更年期后，因为性功能减退，往往不愿谈及性生活，认为都老夫老妻了，还谈这事干什么。其实，这些看法都是不对的。

从生理的角度讲，更年期是很正常的生理过程，每个人都要经过，这期间我们的身体会出现一些症状和障碍，不过，这不算是什么疾病，对人体的健康不会造成多大威胁。只要保持稳定的情绪，愉快的心情，重新建立机体内在环境和外部环境之间的新平衡，消除忧患和紧张的心理，更年期的问题是不难解决的。退一步讲，即使出现更年期障碍或者更年期综合症，只要思想重视，措施有力，也能克服。

因此，一定要树立信心，稳定情绪。心态是很重要的，现代科学研究发现，“不服老，人难老”，即越是不服老的人，衰老的进程越缓慢。因此，一定要养成健康的心理，生活中要避免焦虑、烦恼和悲观情绪。

此外，为了延缓衰老，还必须要提高生活能力，增强抗病能力，在生活上应注意以下几点：

1、合理营养。进入更年期的男人要多吃富含蛋白质、钙质和多种维生素的食物，少吃酸辣及高脂肪糖食物。鸡鱼兔肉易于吸收，豆类及其制品不仅含有大量植物性蛋白，还是人体所必需的微量元素的仓库，新鲜蔬菜可提供大量维生素，平常应多吃些这类东西。此外，还应该保持低盐低糖，饮食尽量清淡一些，荤腻适度，不要暴饮暴食。

更年期妇女可适当地服用镇静药物，如利眠宁、眠尔通等，以保证睡眠及精神状态稳定，如出现面部潮红、个性改变、急躁、痛疼、骨质疏松等现象，服用雌激素也非常有效。

2、生活有规律。按时起床、锻炼、工作、休息、睡眠。休息要充分，睡眠要充足。锻炼项目的选择要因人而异，诸如慢跑、气功、太极拳、做广播体操都是健身的好办法。

3、选择适当的性按摩手法。性功能可以通过性按摩而得到维持和延长，从而有效地保护好那杆“性福枪”。男人应有意识地时行性按摩，尤其是进入更年期的男人，经常按摩按摩，可以促进那里的血液循环，使那杆“性福枪”耐磨耐用。

更年期妇女可常常练习收缩阴道，此举能在一定程度上保护和延长性功能。至于练习的时间、频度、节律，完全可由自己掌握，只要自我感觉良好就行。如果能连续收缩几十次，上百次，那说明自己对这组肌肉有较强的控制力，长期坚持这样练习，还能有效防治更年期妇女常得的“脱垂”、“失禁”、“松弛”等毛病。

4、积极乐观地对待生理变化。更年期妇女要正确认识和对待这一阶段出现的临床症状，发挥主观能动性，积极参加各种文娱和体育活动，听音乐，打太极拳，保持情绪上的乐观，从而顺利地度过更年期，迎来“第二青春期”。

5、注意修饰。进入更年期的男人随着对生活激情的减退，往往不太注重自己的衣着，穿衣着鞋都很随便，甚至不修边幅。这是很不好的习惯，此举会让自己变得老态龙钟。当你面对镜子，发觉镜子中的自己竟是如此模样时，你还能保持一颗年轻的心吗。如果心态老了，你还能阻止自己迅速衰老吗？

所以，进入更年期的男人也要注意修饰，让自己变得更有品味，心态更年轻。

随着年龄的增长，更年期妇女的皱纹和白发必然逐渐增多，外貌日趋衰老，会在心理上出现“暮色苍茫”之感。因此更年期妇女应适当进行美容，注意自己的服饰。只要经过适当的修饰，她们会比实际显得年轻，只要有了“我还年轻”的心理，就能激发她们对未来的向往，对生活充满热爱，从而有利于身心健康。

6、家庭和睦。男人进入更年期时，与自己的妻子已经走过了风风雨雨的几十年，孩子大多可以自食其力，夫妻之间应互相体贴，营造和睦的家庭氛围，共享天伦之乐。由于女人比男人衰老得快，而且随着性功能的减退，一方面，她们有可能对性行为产生厌恶心理，另一方面，由于夫妻性生活不协调，她们甚至有可能产生错误的判断和推理，导致猜疑和妒忌的心理，严重者还有可能发展为更年期偏执症。因此，在这一时期，丈夫应该给妻子以更多的呵护，让她们感到爱的温暖。

一句话，更年期并不可怕，只要保持平和的心态，注重保养和调理，夫妻之间互相关怀，就能有效地延缓衰老的进程，使生命之树常青。这是更年期夫妇保持“性福”的关键所在。

不可不知的六种性保健法

性保健的方法很多，可以吃药，可以食疗，但最经济、最实用，最有效果的莫过于练功。性保健的功法很多，比如《周易》吞津壮阳法，生精固精法、壮阳固精法、强壮功、强精体操、房中补益法，这些功法都有效果，具体选择什么功法，可以根据自己的具体情况而定。

医学研究指出，性健康是人体健康的重要部分，性衰老是人体衰老的前奏。因此，要想延缓性衰老，一定要高度重视性保健，了解一些性保健方法。对于广大的中老年朋友而言，下面这些性保健方法是应该了解和练习的。

1、《周易》吞津壮阳法。

人体的元阴寓于肾和命门，元阴是先天之真水，即真精；元阳为先天之真火，二者水火相济，阴阳相生。元阴是人体生长发育、繁衍后代的物质基础，能使人元阳旺盛、阴精充沛、延年益寿。

此法修炼时间要选择冬至或者阴历甲子日，子夜子时，披衣盘腿，面东而坐。首先要练的是辅功：轻轻叩齿36次，其后双手磨热，以掌根由鼻梁向耳根轻拭双目三次，再双手掩面，当听到两声状如钟声的细音时，就把手放下，反复三次，最后双手磨面发热为止。

正功：运舌舐上腭12次，舐下颚12次，运舌于齿外，在上唇和下唇内各往返12次，待口生津，即用津液作漱口状，待满口暖热后，分三次咽下。咽时要取内气，即闭口，意想内气从鼻山根部来，遂通津液送到肚脐下气海穴处，并且意想此穴如鼎状，大如鸡卵。三次咽毕，即津液全部注入海鼎内，再意想心火下垂到鼎底，用心火苗抱住鼎身烧炼。烧炼36息（一呼一吸为一息）称为一阳爻，烧炼24息为一阴爻，先做一个阳爻，再做5个阴爻，构成《周易》12消息卦的子月“复卦”功。“复卦”功毕，调整呼吸，休息片刻，再意想内气如黄云盘旋于脾胃上，再过一会儿，意想黄云变成黄土，覆盖气于鼎上。梳头百下，然后休息片刻。一日功法做完。以后每日一次功法，均按照《周易》12消息卦的卦象和卦序的要求作。

2、生精固精法。

本功法具有发动阳气，多生精液之功效，能使练习者性欲亢奋，主有效治疗阳痿、遗精、早泄等性功能减退症。本功主要在“意守丹田”、“意守命门”的基础上练习。

意守丹田。丹田在肚脐附近。意守丹田，既容易达到真息境界，又容易引入动功，动静结合，内外并举。其法是：大脑想着从头到脚浊气逐渐下降，同时四肢放松，以意引气。气降至脚底，全身放松，两眼凝视祖窍处，然后轻闭，两耳以意封闭，也就是听而不闻。同时将思想集中到祖窍，与闭眼后的内视线合一，同行下达丹田，以意想着它，以意守着它。

意守命门。命门位于正对着肚脐之腰部，在两肾之间。在命门两侧，左右两肾与命门之间，又有阴阳两窍，是调整命门与肾脏二者之间平衡的。命门属火，两肾属水，二者相克，两窍居其中调和，以达到水火既济。其功法是：先行降气，两眼向后行经玉枕、夹脊，一直下到命门处，稍停，思想（即意）分住两窍，由后向前呼，至中间合为一股，直达丹田。当肚脐不再鼓时，再由丹田向命门吸，以后就不再管它。妇女练习这种功法，要练守关元穴和气海穴。关元穴在肚脐下3寸，气海穴在肚脐下1.5寸。功法与男人相同，只是守位不同，两个位置同时并守而已。

升阳法，是一种适合老年体弱者补助生精的方法，能壮阳强精，调血固经。此功法是与意守命门结合练习的。功法是：开始入静，意达命门，以意引气由两肾起，经丹田直趋睾丸，返上来直趋生殖器直到顶端，换气后再趋（妇女由两肾经丹田直催子宫和阴道）。按照此法修炼

36次后，即行静守命门，然后收功和搓脸。初练此功的人，可以从冬至日开始练，最好逐渐递加，不要一次就练36次。

固精法，是防治遗精的有效方法。其功法是：练功时，头部高枕，开始意守丹田，双手心向下，以右手扶在左手上，左手心按在肚脐上，从左向右转，转擦36次，反之转36次，然后双手悄悄地并在一起，上从心口起下到小腹曲骨穴处，以丹田为中心，在肚皮上下推揉擦36次，下揉时双手斜立，手心向下，用双拇指抵住肚皮来推，上揉时双手斜立，手心斜向上，以双手小拇指抵住肚皮来揉，先下后上为泄，先上后下为补，个人酌情进行。然后再用双手揉擦睾丸，双手将睾丸兜起，送入阴囊上面的两洞内，在其外皮揉擦，先左后右为一次，共81次。

3、壮阳固精法。久练此法，可以温补命门相火，填精益肾，补脑补髓，使人精力充沛，步履轻灵，动作敏捷，能有效治疗性功能障碍、阳痿、早泄、腰酸尿频、失眠健忘、梦遗滑精等症，若配合内养功和站桩功练习，则效果更佳。

搓涌泉穴：盘膝而坐，双手搓热后，手掌紧贴脚面，从趾跟处沿踝关节至三阴交穴一线往返摩擦200次，然后两手分别搓涌泉穴81次，要意守涌泉，手势略有节奏感。

摩肾俞穴：两手掌贴于肾俞穴，中指正对命门穴，同时从上向下，从外向里做环行按摩30次，要意守命门，患有肾虚腰痛者，可适当增加按摩次数。

抖阴囊：后背靠实，取半仰卧姿势，一手扶阴茎，另一手食指、中指、无名指益气拖住阴囊下部，上下抖动100次，换手后再抖动100次。要意守丹田，逐渐加力。

疏仁督穴：一手置于会阴穴，一手小指侧放于曲骨穴，两手同时用力摩擦睾丸、阴茎100次，换手再摩擦100次左右，要意守丹田，逐渐加力。

提阳根：以手掌上的劳宫穴贴丹田穴，一手握住阴茎，向上下左右各提拉100次，要放松，意念部位，独立守神，清静思想。

壮神鞭：两手掌夹住阴茎，让龟头外露，逐渐加力，来回搓动

100次，不能憋气，如产生性冲动，一手握阴茎，一手食指中指夹住阴穴，收腹提肛，并澄清思念，净化欲想，等冲动完全消失后，向左侧卧休息片刻。

以上六节修炼百日后，可接着练固精液法，行房时略有排精感时，暂停房事，提肛收腹，用意念控制住精液排除，待冲动缓解后，可以继续房事或者酌情停止房事。

4、强壮功。强壮功是把释、道、俗三派的练功法综合整理而成，具有壮阳、强腰的功能。具体功法如下：

(1) 姿势

自然盘坐：两小腿交叉，足掌向外，臀部着垫，两大腿置于小腿之上，头颈躯干端正，臀部稍向后以便含胸，颈部肌肉放松，头微向前倾，双眼轻闭，两上肢自然下垂，双手四指上下互握，也可将一手置于另一手心上，放在小腹前之大腿上。

单盘坐：双腿盘坐，左小腿置于右小腿上，左足背贴在左大腿上，足心向上。置于两侧大腿上。

站式：两足分开平行与肩同宽，膝关节微曲，含胸、脊椎正直，头微向前倾，两眼轻闭，轻肩垂肘，手臂微曲，两手拇指和四指分开，如捏物状置于小腹前，也可将手臂抬起，两手置于胸前如抱物状。

自由式：不采取某种固定姿势，根据自身所处的环境练功。

(2) 呼吸

要求用鼻子呼吸，舌头舐上腭，但鼻孔通气不良者也可张口辅助呼吸。呼吸方法有：

静呼吸法：也叫自然呼吸法，不要求练功者改变原来的呼吸形式，任其自然呼吸。

深呼吸法：吸气时胸腹有隆起现象，练习时要逐渐呼吸得深长，达到细而又匀的程度。

逆呼吸法：吸气时胸部扩张，腹部向里收，呼气是胸部回缩，腹部向外凸，练时要由浅入深，逐步练习，顺其自然，不能勉强。

(3) 意守

意守指集中精神，排除杂念，达到入静的目的。

意守涌泉：练功开始先呼气，注意以意领气，从会阴慢慢降到大腿、膝关节、小腿、脚心（涌泉穴）。

意守命门：练功开始，以意领气，从涌泉开始，配合吸气，经小腿、膝关节、大腿到会阴合二为一，上达丹田部位，稍停顿后，再以意领气下降到涌泉穴，周而复始，久而久之可使命门充实，强壮腰肾。

5、强精体操。

强精体操是一种非常简单的性保健法，适合各类人群。其功法如下：

(1) 站直，上半身向前后弯曲 100 次，注意，膝盖不可弯曲；

(2) 站直，使两手下垂，上半身向左右旋转 200 次，两手随着旋转的动作自然地甩向背部；

(3) 站直，上半身先后向左右弯曲，侧伸的手要沿着体侧抬高到腋窝下来帮助弯曲的运动，左右各弯曲 160 次；

(4) 用力收缩肛门 6 秒钟，再放松，如此反复 20 次；

(5) 张开双脚，挺胸，臀部稍向后蹶，使力量集中于腰部和腹部，也可用直立的姿势。吸气吐气的同时，把两脚间的距离徐徐拉大，重复五次以上。

(6) 在地板上做仰卧起坐 25 次。

(7) 身体在床上自然伸直，用手轻轻地握着睾丸，随着年龄增长做的次数要有所增加。

(8) 仰卧在地板上，把头和并拢的双脚尽量抬高，然后突然放下，下胯抬起，后脚跟用力收缩，重复做 10 次。

6、房中补益法。

性生活有损有益，如果男女做爱遵循一定的法度，寓养生之道于做爱之中，则身心健康，延年益寿。若违犯这一原则，恣情纵欲，就会损伤身心健康，发生疾病，减损寿命。古人认为，有法度的性生活能增补元气，使老年人恢复健壮，壮年人不至于虚衰。这种法度可以概括为八个方面，称之为“八益”。

八益是说男女做爱时，要在正确姿势、呼吸及意念支配下进行修炼，以达到不排精、不耗气、不疲劳的阴阳交媾境界。

这八益：一曰治气，二曰致沫，三曰知时，四曰蓄气，五曰和沫，六曰积气，七曰持赢，八曰定倾（见《天下至道谈》）。这种接阴治气与养生相结合的方法，是寓气功导引做爱的养生法，既可使双方得到性爱享受，又可通过交经媾气使双方得到修炼，调和气血，平衡阴阳，延年益寿。

这与国外一些性学家认为“做爱有益于健康”的说法是一致的。他们认为做爱时，体内荷尔蒙的分泌亢进，心跳加快，血液循环增强，可将血中养分送到全身，同时也使其他器官及神经系统等处于较佳运行状态，对身体非常有益。

总之，性能力是可以通过保健提高的，只要方法得当，注意修炼，持之以恒，我们就可以延缓衰老，保持生命的活力，从而延年益寿。

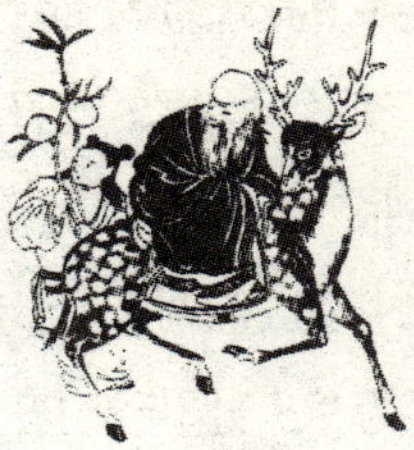

附录一·古代养生学派

中国的古人很重视养生，在长期的养生实践中形成了丰富的养生理论，出现了很多养生学派，比如养神派、养形派、保精派、调气派、食养派、药饵派等。

养神学派

在养神派看来，养生重在养神，神宜养，不宜耗，神宜静，不宜燥，只要养足了神，生命的灵光就会与躯体同在，神清体健，延年益寿。

养神学派，是指以养神为理论核心，以此指导养生实践，达到保养生命、益寿延年目的的一个学派。他们所说的神，是指广义上的神，即人体生命活动的总称，他们认为先天和后天的精气是“神”的物质基础。狭义的神，是指人的意识活动。

养神理论始于老庄，形成于《黄帝内经》，在后世养生家手中得到继承和发展。

老子和庄子是道家学派的代表人物，他们都生活在社会大变革的动荡时期，是先秦时期伟大的思想家，老庄思想是养神派的理论渊源。老子在政治上，主张“无为而治”，在个人修养上主张“淡然无为，神气自满，以此为不死之药”；庄子一生都在追求逍遥的人生境界，他认为个人修养应做到“虚静恬淡，寂寞无为”，处世清闲，思想上无杂念，静养全神。

老庄的养生思想倍受后世养生家推崇，尤其是庄子的养生主张，更得到进一步的继承和发展。例如《黄帝内经》就把养神作为摄生防病的重要一环，《素问·上古天真论》说：“恬淡虚无，真气从之，精神安守，病安从来”；三国时著名的养生家嵇康根据在《养生论》中提出“修性以保神”，认为“爱憎不栖于神，忧喜不留于意，淡然无感”，通过不过怒，不过喜，使体气平和，以达到养神摄生的目的；梁代陶弘景则具体阐发了如何修身养性，他在《养性延命录》中提出养生要“和心，少念，静身，损虑，先去乱神犯性事”。此后历代越来越多的养生家都主张养生要做到心境与情景的恬和，在纯正静养的状态中达到全神的境界。

以上，是养神派在养生方面的最基本主张。在养生方法上，他们强调三点：即清心寡欲，仰耳目，调情志。

清心寡欲，即清静心神，不要有太多的私心杂念和功名利禄等方面的欲望。这种养生方法要求养生者随遇而安，无可而无不可，不想那些不切实际的事，只有这样才能达到养神的目的。例如，《黄帝内经·上古天真论》说“是以志闲而少欲，心安而不惧”；嵇康在《养生论》里主张“清虚静泰，少思寡欲”，“识厚味之害性”；李杲在《医学入门·保养说》里讲“事事循理自然，不谈，不燥，不妄，斯可以却病而尽天年矣”。只有抛去私心杂念，才能登堂入室，进入养生的奥堂。

仰耳目，就是眼睛不要乱看，耳朵不要乱听，用道学家的话来说，就是目不乱视，耳不妄闻。只要做到了这一点，脑子就不会胡思乱想，意念清纯，容易进入养生的状态，这正如《庄子·

在宥》里引广成子的话说“无视无听，抱神以静，形将自正”；孙思邈在《千金翼方·养生大例》中也说“养老之要，耳无妄听，口无妄言，身无妄动，心无妄念，此皆有益于老人”。所以，养生者必须管好自己的眼睛和耳朵。

调情志，也就是从培养情志上养神，要做到怡和恬愉，节制七欲。人有七情，七情是人在实际生活中表达思想感情的主要方式，人的情志活动与养神的效果息息相关，如果人的七情无制，太过于流露，会导致脏腑功能失调，继而伤气伤神。因此，要想养神，就必须调养情志，适当控制人的七情，不能喜怒无常。正如《灵枢·本神》中所说“喜乐者，神惮散而不藏”；《素问·生气通大论》也说“阳气者，大怒择形气绝”；等等。可见，养神必须善于调养情志，使养生者在正常的情境状态中调理自己的气息，从而净思净虑，渐入养神佳境。

总之，在养神派看来，养生重在养神，神宜养，不宜耗，神宜静，不宜燥，只要养足了神，生命的灵光就会与躯体同在，神清体健，延年益寿。

养形学派

养形学派认为，养生要做到形神兼备，形神合一，才能达到延年益寿的目的。他们主张以动养形，因为，生命的活力在于运动。

形，指形体，乃“神”之宅，即神所寄居的地方。养形学派认为，养神固然重要，但必须以养形为前提，做到形神合一，才能健康长寿。

养形主要有两层含义：一是以动养形，一是以药食调养。其中，以动养形是这一派理论的核心。

以动养形始于庄子，他在《庄子·外篇·刻意》里说“吹嘘呼吸，吐故纳新，熊经鸟神，为寿而已”，认为，运动对于养生非常重要。这一理论得到了后世养生家的继承和发展，吕不韦在《吕氏春秋》里说：“流水不腐，户枢不蠹，动也，形气亦然，形不动则精不流，精不流则气郁”，强调了生命的活力在于运动；华佗把养形说推向了新的境界，他根据自己的实际经验和前人的学说，发明了“五禽戏”，所谓“故之仙者，为导引之事，熊经狄顾，引挽腰体，动诸关节，以求难老，吾有一术，名曰五禽戏，一曰虎，二曰鹤，三曰熊，四曰猿，五曰鸟，亦以除病，兼利蹄足，以当引导。”到了后来，以动养形在实践又得到长足发展，支派众多，形式多样，比如以运动引导按摩、站桩、甩手以及各种运动舞蹈等，都是对以动养形的继承和发展。

养形学派养生的方法很多，最主要的有以下几种：

导引。即活动形体与呼吸相结合的方法，比较著名的有华佗创立的“五禽戏”，《外台秘要》所记载的“养生引导法”，《保生要录》所主张的“简化导引法”，《遵生八牋》所记载的“婆罗门导引十二法”，《老老恒言》所创造的“卧功五段，立功五段，坐功十段”等，养生者可以根据自己的需要，从中选择适合自己的方法。

散步。散步可以养形益神。这种方法最初出自《黄帝内经》，在孙思邈的《千金翼方·养形》中得到了进一步发展，他说：“鸡鸣时起，……四时气候和畅之日，量其时节寒温，出门行三里二里，及三百二百步为佳，量力行，但无令气喘而已。亲故邻里来访问，携手出游百步……”目前，散步养形，已经被广为接受，很多人饭后都有散步的习惯，所谓“饭后百步走，活过九十九”，这既是养生方法，也是休闲的手段。

劳动。主要是指体力劳动。对于体力劳动者来说，他们也许不会认为这是一种养生方法，不过，对于长期从事脑力劳动的人来说，适当地从事一些体力劳动，对他们的身体健康是非常有好处的，因为适当的体力劳动可以调节精神，活通气血，舒筋健骨。长期从事脑力劳动的人，有时间不妨干一些力所能及的体力活儿。

按跷。按，是指用手仰按皮肉；跷，是指提举手足。说白了，按跷就是我们今天所说的按摩。按摩对身体的保健作用是不言而喻的，在我国古代，按摩分为道家、佛家、医家三派，其中道家重于按摩面部，佛家重于按摩腹部，医家重于按摩经络和穴位。到了近现代，医家们则兼收其长，临症选用。目前，按摩不但是中老年人的养生保健的重要手段，越来越多的年轻人，也喜欢上了这一保健方法。

药饵调养。养形派认为，在以动养形的同时，辅之以药物调养，效果会更好。不过，这要有节制地进行，运动是主要的，生命的活力在于运动，药物调养是次要的，只能作为辅助手段。因此，我们主张少吃药，多运动。

保精学派

《黄帝内经》认为，精是人的始生基础，是生命活动的根本，是寿夭的关键，损精是衰老的根源。损精耗精的因素很多，一个人要想健康长寿，必须注意节欲、节劳，调养自己的情志。

中国传统医学和养生家所说的精，主要指肾所藏之精，也包括脏腑之精，是指广义上的“精”，既指精液，又指精气、精神，与现代医学狭义之精有所不同。精是身体的精髓所在，是生命的原动力，因而历代养生家都非常重视保精养生。

彭祖是最早提出保精养生的。他在《养性延命录》中说“上上别床，中上异被，服药百裹，不如独卧。”其后，管仲在《管子·业内》中也说：“精存自生，其外安荣，内脏以为泉源，浩然和平，以为气渊，四体乃固，泉之不竭，九窍隧通，乃能穷天地，被四海。”

《黄帝内经》认为，精是人的始生基础，是生命活动的根本，是寿夭的关键，损精是衰老的根源，一个人要想健康长寿，应注意节欲。《外台秘要·素女经四季补益方七首》说“众人同有阴阳为身，各皆由妇人夭年损寿。男性节操，故不能专，心贪女色，犯之竭力，七伤之情，不可不思，常能审慎，长生之道也。”这也是说，长生之道在于节欲。孙思邈在《千金翼方·养性禁忌》中也说“苟能节宣其宜适，抑扬其通塞者，可以增寿”，唐以后的养生家多重视保精，这里不再一一列举。

保精养生法主要有三种，即调情志保精法，节欲保精法，节劳保精法。

1、调情志保精法。人有七情，情志失常往往会伤神、伤精。传统的中医和养生家认为，肾主藏精，而肝肾同源。肝在志为怒，肾在志为恐，过分的愤怒和恐惧会伤及肝肾功能，从而耗损阴精。《素问·举痛论》说“怒则精怯”，《素问·阴阳应像大论》说“恐伤肾”。《摄生三要·存精》则进一步说“怒则伤肝而相火动，动则疏泄者用事，而闭藏不得其职，虽不及合，亦暗流而潜耗矣，是故当息怒。”因此调养情志，一定要慎怒、防恐，不要动不动就发怒，动不动都心生恐惧，应以平和的心态待人处世，这对保精的意义非常重大。

在日常生活中，一个人不要有太多的私心杂念，更不能心怀妄想，否则同样会泄精耗气。元代朱丹藏在《类经》中说“今之人，但知禁欲即为养生，殊不知心有妄动，气随心散，气散不聚，精遂气亡，释氏有节欲者曰：断阳不如断心，心为功曹，从者都息，邪心不止，断阴何益？”这段话讲的就是收心神、断妄念，只有做到了这一点，才能有效地保精养神，延年益寿。

2、节欲保精。这是历代养生家和医家都非常重视的，他们认为，情欲之事，虽然是人的正常生理需要，但一定要有节制，千万不要仗着自己年轻气盛，身强体健，就可以纵欲无度。明代万全在《养生四要》里说：“少之时，气方盛而易溢，当此血气盛，加以少艾之慕，欲动情胜，入接无度，譬如园中之花，早发必先萎也，况禀受怯懦者乎！”这段话强调了晚婚保精的重要意义，尤其是体弱者更应该如此。老年人体质不如年轻人，更需要保精，明代养生家龚廷贤在《寿世保元·保生杂说》中说：“年高之人，血气既弱，阳事辄盛，必慎而抑之……若不节制而纵欲，火将灭，更去其油。”老年人如果不节欲保精，继续像年轻时那样交合无度，必致油尽灯枯，与鬼为邻。

从节欲保精的角度讲，房事的次数不但要限制，而且房事的时间也要讲究，一般而言，盛夏和严寒都不宜房事，正如《黄帝内经》和《格致余论》所强调的那样：“冬应藏精”，“夏必独睡”。至于房事的次数，孙思邈的《千金翼方·房中补益》讲得很明确：“二十者，四日一泄，三十者，八日一泄，四十者，十六日一泄，五十者，二十日一泄”，根据自己的年龄和身体状况而定。

3、节劳保精。养生家们认为，精血同源，节劳可使气血不受耗损，气血充中则精气充盈，故节劳即保精。虽然，生命的活力在于运动，但也不能过量运动，否则会导致疲劳，伤精损血，所以，对于养生者来说，应注意劳逸适度，不可走极端，正如《素问·宣明五气》所说：“久视伤血，久卧伤气，久坐伤肉，久立伤骨，久行伤筋。是谓五劳所伤。”运动必须有度，超过了限度，就会适得其反。

调气学派

人体的真气是由先天之气和后天之气结合而成，养生既要养护先天之气，也要注意培养后天之气，以后天之气被先天不足之气。只要体内精气充盈，自然身强体健，延年益寿。

气是宇宙的本体，中国传统医家和养生家所谓的“气”，是指真气，包括元气、营气，卫气、宗气、脏腑之气。他们认为，养生必须调气，使真气充盈，调和五脏六腑，从而达到养生和延年益寿的目的。

中国古代医学和养生学非常重视研究气的功能及气对人寿命影响，比如《黄帝内经·灵枢·刺气真邪》中就说“真气者，所受于天，与谷气并而充身者也。”认为，人秉天地之精气而生，体内精气充盈，就身强体健，真气消散，就会走向死亡。该书认为，人体的真气是由先天之气和后天之气结合而成，养生既要养护先天之气，也要注意培养后天之气，以后天之气被先天不足之气。

唐代孙思邈则进一步强调，调气可以祛病延年。他在《千金翼方》中说：“心无烦，形无极，而兼之以引导，行气不已，亦可得长年，千岁不死。”从此，调气对人体夭寿具有重要意义，成为养生家们的定论，并在指导养生实践中衍生出很多调气养生的方法。

概括地讲，调气学派的养生方法主要有以下几种。

1、顺应四时法。即人的起居活动须顺应自然变化，使内气充盈，达到养生延年的目的。养生家们认为，顺应四时，则体内阳气充实，卫外正常；反之，则阳气耗散，失于卫外，继而引发疾病。养生家们说，顺应四时的关键在于顺应自然界生长与收藏的规律，在春生夏长的时节要多动，以助阳气之生长，在秋收冬藏的时节，应少动多静，以顺阳气内敛。正如孙思邈在《千金翼方·道林养性》里所说："冬时田地闭气，血气伏藏，人不可作劳出汗，发泄阳气，有损于人也。"

2、适度劳逸法。适度劳逸可以使气机旺盛，相反过度劳逸，则会损伤气机。它包含两层意思，其一，夫妻性生活要适度，其二，劳作要适度。

《素问·举痛论》讲"劳则气耗"，是说房事为应符合自然之道，不宜太过，若太过不但会伤肾，还会损伤肝脾。《素问·腹中论》说"若醉入房，中气竭，肝伤，故月事衰少不来也。劳动太过伤气，若不及，过于安逸，也会伤气。"这是讲，如果借着酒气纵欲行房事，不但会伤及自己，还会影响女人的月经。所以，夫妻性生活既不能过度，也不能太少。

《素问·宣明五气》说"久卧伤气"，是讲一个人不要有太多的惰性，应适当劳作，长期不劳作，反而不利于身体健康生。

3、调和饮食法。即饮食要有规律，五味要协调，不能过饱过饥，不偏食，否则，会伤气。《彭祖·摄生养性论》说"不欲过饥，饥则败气"，《老老恒言·饮食》中说"太饥伤脾，太饱伤气"，讲的都是饥饱要适中，饮不能过量，不要暴饮暴食。至于五味要协调，《养生肤语》中有详细的论述："人生食用最宜加谨，以吾身中之气，由之升降聚散耳，何者？多饮酒则气升，多饮茶则气降，多食肉谷则气滞，多辛食则气散，多咸食则气堕，多甘食则气积，多酸食则气结，多苦食则气抑。修真之士，所以调燮五脏，流通精神，全赖酌量五味，约省酒食，使不过则可耳。"可见，一个人不能偏食偏味，不能过分偏好某种食物，否则五味不调，必将有损于健康。

4、调和情志法。人有七情，七情不宜太过，居家度日，为人处世，应保持心态平和，不要被喜怒哀乐所左右，否则情志失调，必然的使气机受损伤，正如曹庭栋在《老老恒言·戒怒》里所说："人借气以充其身，故平日在乎善养，所忌最是怒，怒心一发，则气逆而不顺，窒而不舒，伤我气，即足以伤我身。"可见，不调和情志，很难达到调气养生的目的。

5、省语养气法。即少说话，可以养气。养生家们认为，语由气发，调气应注意省语少言，所以，《千金翼方·道林养性》说"多语则气乏"，《脾胃乱·远欲论》也"省语可以养气"，注重养生的人一般不会成天高谈阔论，在很多场合，他们不会口无遮拦，宁愿多听，也不愿多说。

6、施行导引法。主要包括吐故纳新和活动筋骨两方面。《千金翼方·养老食疗》说："极须知调身按摩，摇动肢节，导引行气。"《素问·病机气宜保命集》说："吹嘘呼吸，吐故纳新，熊经鸟伸，导引按蹻所以调气也；平气定息，握固凝想，神宫内视，五脏昭彻，所以守其气也；法则天地，理顺阴阳，交媾坎离，济用水火，所以交其气也。"今天，我们所说的按摩和气功就属于施行导言法，其调气养生的功效是毋庸置疑的。

7、药饵益气法。虽然，某些药具有调气养生之功效，但养生家们对于用药还是很谨慎的，他们认为，养气之药应该性味平和，才能达到滋补的目的。《神隐书·摄生之道》说"益于人者，山药，地黄，枸杞，甘菊，人参……何首乌之类，当收之时，则多收采，治而食之，甚能有益元阳，助真气。如金石热药则不可妄用，用之则反伤真气。"可见，如果用药不谨慎，不但达不到养生的目的，还有可能伤害身体。

食养学派

食养法，起源于商代，后经过历代发展完善，目前已经成为养生中的一大派，也是现代最为流行的养生大法。

民以食为天，谈养生自然离不开饮食。在中国古代的养生流派中，主张用饮食调养去补益精气，协调脏腑，抗击衰老，从而达到延年益寿目的的养生派，被称为食养派。食养派主张在日常生活中养生，把养生融入一日三餐之中，这一主张，无论在古代还是现代都颇受世人推崇。

据史书记载，商代伊尹善于烹调，著有《汤液经》，非常推崇食养。在周代，朝廷还专门设置了管理帝王饮食的“食医”。

食养派认为，“谨和五味，则骨正筋柔，气血以流，腠理以密，骨气以精，谨道如法，长有天命。”《神农草本经》里列举了多味食用药物，如大枣、芝麻、龙眼、百合等等，认为这些食用药物具有延年益寿的功效。而孙思邈在《千金翼方》里则专门列出了食养专篇，他在《食治序论》中说：“食能排邪而安脏腑，悦神爽志，以资血气。若能用食平疴，释情遣疾者，可谓良工。长年饵老之奇法，极养生之术也。”强调了食养的意义，他还要求人们食无过饱，饮食“宜清淡温软简，忌腻厚生冷杂”，合理安排饮食，养成良好的饮食习惯。他还将老年人的食物分为果实、菜蔬、谷米、鸟兽四大类，认为，老年人的食养应从这几大类着手。孙思邈的食养理论基本上形成了一个完整的体系，对后世的影响很大。

元朝时期，邹铉在宋代陈直所著《养老奉亲书》的基础上，编写了《寿亲养老新书》，强调应随着季节的变化，注意相关的宜忌。如春季“其饮食之味，宜减酸益甘，以养脾胃”；夏季“其饮食之味，宜减苦增辛，以养肺气”，秋季“其饮食之味，宜减辛增酸，以养肝气”，冬季“其饮食之味，宜减酸增苦，以养心气”等等。这些理论对养生者具有宏观的指导意义，很受人推崇。

到了清代，养生家曹庭栋针对老人脾胃虚弱的特点，总结前人食养的经验，在其《老老恒言》中，创制了近百种养生粥谱，集食养保健粥之大成，进一步完善了食养学的内容。

一般而言，采用食养法养生要注意以下几点：

1、顺应自然四时变化，调和五味和食量。不同的季节、气候，对饮食而言有着不同的宜忌，养生者最好多吃那些顺季节的疏菜，知道在哪个季节，哪些菜应少吃或不能吃，要五味协调，以清淡为主。这一点，陈直在《养老奉亲书》中，有特别的说明，大家不妨参阅。

2、节制饮食。节制饮食要从量和质两方面入手，重点在于“简少”“忌杂”，好吃的不能吃得太饱，好喝的不能喝得过量，饮食要简约清淡，不要过杂，不要过食油腻、厚味的食物，肉不要吃得太多，尤其是肥肉不要多吃。

3、以食代药。尤其是中老年人，应根据“食疗不愈，然后用药”的原则，如果身体不适，要先以饮食调养，能用饮食调养的绝对不要用药物调养。食物疗法贵在坚持，不要浅尝辄止，半途而废。

4、讲究饮食卫生，饮食时间。古人强调早食宜早，晚食不宜迟，进食要慢，要细嚼慢咽，老人要以温软食品为宜等。这一点，我们今天也要遵循。

总之，食养法，起源于商代，后经过历代发展完善，目前已经成为养生中的一大派，也是现代最为流行的养生大法。

药饵学派

使用药饵养生，须遵循以下原则：药饵配方必须取“中和”之法，缓培，缓补；量体选药；重在肾脾；药食并用。

药饵养生学派是利用药物平衡阴阳，补益脏腑，调和气血，以达到抗衰延年功效的养生派别。药饵学派是一个古老的养生派别，至今已经有 2 500 多年的历史。

我国最早的药物养生见于《山海经》，现存最早的本草专著《神农草本经》中记载了 165 种有益于延年益寿的药物，如人参、沙参、地黄、黄氏、何首乌、百合、枸杞子、五味子等，这些药物至今沿用，效果很好。

唐代医学家孙思邈继承和发展了药饵养生法的理论，提出“药能恬性养性，以资四气”指出“四时勿阙补药，如此可以延年”，并开具了春夏秋疼四个不同季节养生药方，将药饵养生学推到了一个新的发展阶段。

宋元时期，陈直、邹铉进一步提出了药饵养生的原则、方法、药物、方剂等，强调药饵应以扶持为主，以“中和”为原则，强调养生宜温平、顺气、进食、补虚、中和之药，首次提出药饵养生的关键在于温养肾气、健脾理气的观点。他们对养生药方进行了细分，列出了四时通用的养方，男女通用药方，以及四时男女不同的养生药方。

明代以后，药饵养生学发展到了鼎盛时期，全面继承了明以前药饵养生学的成就，充实了方药运用的法则，使药饵养生成为比较完善的单独养生体系。其中，万全提出宜阴阳平衡、五味既济的观点，完善了老年制方的“中和”之说，提出中年后，不同年龄阶段用不同的药饵养生法，强调了老年人的用药禁忌。例如，他在《养生四勤》中指出，老年人便秘“切不可用攻下之剂，愈攻愈秘，转下转虚，虽取一时之快，遂贻终身之害。”对于对中年以后的泄泻之疾，他认为“人中年以后，多脾泄之病，前健脾散乃圣方也，切不可用劫涩之药。”

清代养生家继承历代药饵养生学的经验，予以补充和完善，使药饵养生学进入了集大成的时期，名家辈出，一时蔚为大观，如著名学者和养生家徐大椿强调了当审体质盛衰、阴阳消长、择和平纯粹之品、“稍为资助”的药饵原则，实际上，也触及食疗为主、药疗为辅的这一根本养生大法。

一般地讲，使用药饵养生，须遵循以下原则：

1、药饵配方必须取“中和”之法，无偏热、偏寒，不偏不倚，忌大吐、汗、下，忌峻补，要以和平之法缓培、缓补。

2、量体选药。养生者必须根据体质盛衰，平衡消长，量体选药，缓培缓补。

3、重在肾脾。药饵养生，重在补益肾脾。人到中年，肾气开始衰弱，故应填精补髓；老年之后易致癌，故应健脾理气。

4、药饵用法。服用药饵的方法很多，可煎汤，做丸药常服，亦可泡酒少量常饮，最宜药食并用，把药饵制成药膳，根据四时男女的差异，做成各种适宜的药膳，效果更佳。

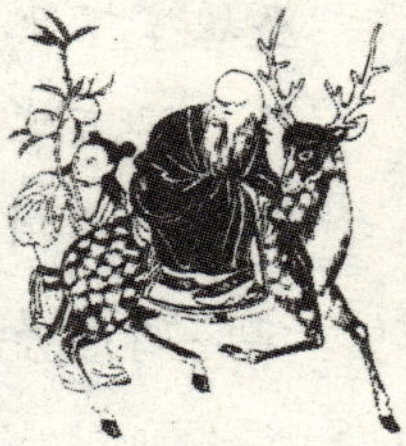

附录二·养生长寿歌诀

三叟诗

本诗系三国时魏国文学家应璩所作。应氏重养生长寿之道，作三叟诗以广传其道，其诗云：

固有行道人，陌上见三叟；
年各百余岁，相与锄禾莠；
住车问三叟，何以得长寿；
上叟前致辞，内中妪貌丑；
中叟前致辞，量腹节所受；
下叟前致辞，夜卧不覆首；
要哉三叟言，所以能长寿。

十二多与十二少

本文选自东晋养生家张湛的《养生要集》，该书搜集和整理了不少汉代以前的养生资料，是当时的养生集大成之作，语言通俗易懂，书中所介绍的许多养生方法至今可以参考和沿用。在此，我们特地列出其十二多与十二少的养生歌诀，以飨广大养生爱好者。

少思，少念，少欲，少事，少语，少笑，少愁，少乐，少喜，少怒，少好，少恶，行此十二少，养生之都契也。

多思则神殆，多念则志散，多欲则智昏，多事则形劳，多语则气乏，多笑则肝伤，多愁则心慑，多乐则意溢，多喜则妄错昏乱，多想则百脉不定，多好则专迷不治，多恶则憔悴无欢。

此十二多不除，则营卫失度，血气妄行，伤生之本，无少无多者，几于道矣。

二十八禁忌

本文选自东晋著名养生家张湛的《养生要集》之《神仙图》。此文以歌诀的形式罗列了一个人在日常生活中的禁忌事项，生动贴切，寓意深刻，为历代养生家所推崇。

禁无施精寿命夭；禁无大食百脉闭；
禁无太息精漏出；禁无久立神倦极；
禁无大温消骨髓；禁无大饮膀胱急；
禁无久卧精气斥；禁无大寒伤肌肉；
禁无久视令目矇；禁无久语舌枯渴；
禁无久坐令气逆；禁无热食伤五气；
禁无啄唾失肥汁；禁无喜怒神不乐；

禁无多眠神放逸；禁无寒食生病结；
禁无出涕令涩渍；禁无大喜神越出；
禁无远视劳神气；禁无久听聪明闭；
禁无食生害肠胃；禁无嗷呼惊魂魄；
禁无远行劳筋骨；禁无久念致恍惚；
禁无酒醉伤生气；禁无哭泣神悲戚；
禁无五味伤肠胃；禁无久骑伤筋络。
二十八禁天道忌，不避此忌行无益。

保生铭

此铭文是唐代著名医学家、养生家孙思邈所作。孙思邈被誉为“药王”，在中国医学史上占有不可替代的地位。他医道高明，精于养生，从实践到理论都形成了自己的风格，他将很多养生方法编成歌诀，被后世广为传诵，本文是其中最具有代表性的一篇。

人若劳于形，百病不能成。
饮酒忌大醉，诸病不能生。
食了行百步，数将手摩肚。
睡不枕高枕，唾涕不远顾。
寅丑日剪甲，理发需百度。
饱则立小便，饥乃坐旋溺。
行坐莫当风，居处无小隙。
向北大小便，一生昏蒖冥。
日月固然忌，水火乃畏避。
每夜洗脚卧，饱食终无益。
忍辱为上乘，谗言断亲戚。

思虑最伤神，喜怒伤和息。
毋去鼻中毛，常习不唾地。
平明欲起时，下床先左脚。
一日免灾咎，去邪兼避恶。
但能七星步，令人长寿乐。
酸味伤于筋，辛味损正气。
苦则损于心，甘则伤其志。
感多促人寿，不得偏耽嗜。
春夏任宣通，秋冬固阳事。
独卧是守真，慎静最为贵。
财帛生有分，知足将为利。
强知是大患，少欲终无累。
神气自然存，学道须终始。
书于壁炉间，将用传君子。

对御歌

本歌是唐末五代著名养生家陈抟所作。陈抟是中国道教史上的重要人物，他将修道与养生结合，努力实践，结合前人的养生精髓，创作了《无极图》、《指玄篇》等道家养生著作，详细介绍了内丹养生之术，倍受宋以后研究道家养生者所推崇。其《对御歌》云：

臣爱睡，臣爱睡，不卧毡，不盖被，片石枕头，蓑衣铺地。
震雷掣电鬼神惊，臣当其时正酣睡。
闲思张良，闷想范蠡。
说甚孟德，休言刘备。
三四君子，只是不争些闲气。

怎如臣，向青山顶上，白云堆里，展开眉头，解放肚皮，且一觉睡。

管甚玉兔东升，红轮西坠。

百忍歌

本文选自《张公百忍全书》，传说，张公是唐朝著名的长者。他博学多才，心胸宽广，为人处事，总是忍字当头。相传他 99 岁那年，他为孙子娶媳妇办喜事，在亲朋好友的欢呼声中，新郎新娘正准备入洞房，这时突然来了一个道人，不吃酒，二不受礼，嚷着要和新娘入洞房。全家人都不接受这一非礼要求，张百忍思来想去，自己一生已忍了九十九次，难道就不能再忍一次吗？于是，他劝大家同意让道人与新娘子入洞房。“张百忍”之名也由此而来。那道人进入洞房，并无非礼动作，只是一个劲儿手舞足蹈地唱“看得破，忍得过，心胸宽，乐呵呵……”，唱到鸡叫五更天时，突然倒地死去，头上盖着一条红绸巾，巾上有一首诗：“神仙戏张公，赏赐一道人。值钱不值钱，全在这两点。”张百忍掀开红绸巾，仔细一瞧，乐得心花怒花。从此，张家富裕起来，张百忍更是延年益寿，相传他九世同堂。

张百忍一生重视“忍”，因此，他的养生之道也专重于一个“忍”字，并留下了这首传诵百代的《百忍歌》，其词云：

百忍歌，歌百忍。

忍是大人之气量，忍是君子之根本。

能忍夏不热，能忍冬不冷。

能忍贫亦富，能忍寿亦永。

贵不忍则倾，富不忍则损。

不忍小事变大事，不忍善事终成恨。

父子不忍失孝慈，兄弟不忍失爱敬。

朋友不忍失义气，夫妇不忍多竞争。

刘伶败了名，只为酒不忍。

陈灵灭了国，只为色不忍。

石崇破了家，只为财不忍。

项羽送了命，只为气不忍。

如今犯罪人，都是不知忍。

古来创业人，谁个不知忍。

百忍歌，歌百忍。

仁者忍人所难忍，智者忍人之不忍。

思前想后忍之方，装聋作哑忍之准。

忍字可以天下走，忍字可以结近邻。

忍得淡泊可养神，忍得饥寒可立品。

忍得贫困有余积，忍得荒淫无疾病。

忍得骨肉存人伦，忍得口腹全物命。

忍得言语免是非，忍得斗争消仇恨。

忍得人骂不回口，他的恶口自安静。

忍得人打不回手，他的毒手自没劲。

须知忍让真君子，莫说忍让是愚蠢。

思时人只笑痴呆，忍过人自知修省。

就是人笑也要忍，莫听人言便不忍。

世间愚人笑的忍，上天神明重的忍。

我若不是固要忍，人家不是更要忍。

人生不怕百个忍，人生只怕一不忍。

万消百福皆雪消，一忍万祸皆灰烬。

继张百忍之后，明代大才子唐寅也作了一首《百忍歌》，补张百忍未尽之意，很值得玩味，其内容如下：

百忍歌，百忍歌，

人生不忍将奈何？

我今与汝歌百忍，
汝当拍手笑呵呵！
朝也忍，暮也忍。
耻也忍，辱也忍。
苦也忍，痛也忍。
饥也忍，寒也忍。
欺也忍，怒也忍。
是也忍，非也忍。
方寸之间当自省。
心花散，性地稳，
得到此时梦初醒。
君不见如来割身痛也忍，
孔子绝粮饥也忍，
韩信胯下辱也忍，
闵子单衣寒也忍，
师德唾面羞也忍，
不疑诬金欺也忍，
张公九世百般忍。
好也忍，歹也忍，
都向心头自思忖。
囫囵吞却栗棘蓬，
恁时方识真根本！

饮食箴

《饮食箴》选自元代朱丹溪所著的《格致余论》，朱丹溪是中国养生学派之滋阴派的鼻祖，在养生防病方面，亦推崇养阴护阴，对后世影响很大。《饮食箴》云：

人身之贵，父母遗体，
为口伤身，滔滔皆是。
人有此身，饥渴洊兴，
乃作饮食，以遂其身。
眷彼昧者，因纵口味，
五味之过，疾病蜂起。
病之生者，其机甚微，
馋涎所牵，忽而不思。
病之成也，饮食具废，
忧贻父母，医祷百计。
山野贫贱，淡薄是谙，
动作不衰，此身亦安。
均系同体，我独多病，
悔悟一萌，尘开镜净。
日节饮食，易之像辞。
养小失大，孟子所讥。
口能致病，亦败尔德，
守口如瓶，服之无瘗。

色欲箴

此箴文也选自元代养生家朱丹溪所著《格致余论》，其词云：

惟人之生，与天地参。坤道成女，乾道成男。
配为夫妇，生育悠寄。血气方刚，惟其时矣。
成之以礼，接之以时。父子之亲，其要在兹。
眷彼昧者，徇情纵欲。唯恐不及，济以燥毒。
气阳血阴，人身之神。阴平阳秘，我体长春。

血气几何，而不自惜。我之所生，翻为我贼。

女之耽兮，其欲实多。闺房之肃，门庭之和。

士之耽兮，其家自废。既伤厥德，此身亦瘁。

远彼惟薄，放心乃收。饮食甘美，身安病瘳。

却病延年十六句

这十六句养生健体的方法，选自明朝太医院太医龚居中的《红炉点雪》。其词云：

水潮除后患，起火得长安。
梦失封金柜，形衰守玉关。
鼓呵消积滞，兜礼治伤寒。
叩齿牙无病，观升鬓不斑。
运睛除眼害，掩耳去头旋。
托踏应无病，搓涂自驻颜。
闭摩通滞气，凝抱固丹田。
淡食能多补，无心得大还。

摄养诗

此诗选自明代养生家龚廷贤的《寿世保元》。龚廷贤是明代皇宫御医，医术精湛，深得养微之奥。其《摄养诗》云：

惜气存精更养神，少思寡欲勿劳心。
食惟半饱无兼味，酒至三分莫过频。
每把戏言多取笑，常含乐意莫生嗔。
炎势变诈都休问，任我逍遥过百春。

延年良箴

此箴文亦选自明代龚廷贤的《寿世保元》一书，其词云：

四时顺摄，晨昏护持，可以延年。

三光知敬，雷雨知畏，可以延年。

孝友无间，礼仪自闲，可以延年。

谦和辞让，敬人持己，可以延年。

物来顺应，事过心宁，可以延年。

人我两忘，勿竞炎势，可以延年。

口勿妄言，意如妄想，可以延年。

勿为无益，当慎有损，可以延年。

住行量力，勿畏形劳，可以延年。

坐卧顺时，勿令身怠，可以延年。

悲哀喜乐，勿令过情，可以延年。

爱憎得失，播之以义，可以延年。

寒暖适体，勿奢华艳，可以延年。

动止有常，言变有节，可以延年。

呼吸清和，安神闺房，可以延年。

静习莲宗，敬礼贝训，可以延年。

诗书悦心，山林逸兴，可以延年。

儿孙孝养，僮仆顺承，可以延年。

身心安逸，四大闲散，可以延年。

积有善功，常存阴德，可以延年。

救苦度厄，济困扶危，可以延年。

十六宜

本歌诀选自明代冷谦的《修龄要旨》。冷谦是明代著名的养生家，活了一百五十多岁，他的养生歌诀“十六宜”不仅在中国广为流传，而且飘洋过海，传到了日本，为中外养生者所推崇。

面宜多擦，发宜多梳。

目宜常运，耳宜常凝，

齿宜常叩，口宜常闭。

津宜常咽，气宜常提。

心宜常静，神宜常存。

背宜常暖，腹宜常摩。

胸宜常扩，囊宜常裹。

言宜常缄，肤宜常浴。

十寿歌

此歌诀选自清人格人获《坚瓠集·补集》卷二。其词云：

一要寿，横逆之来欢喜受。

二要寿，灵台密封无情窦。

三要寿，艳舞娇歌屏左右。

四要寿，远离恩爱如仇寇。

五要寿，俭以保贫常守旧。

六要寿，平生莫遣双眉皱。

七要寿，浮名不与人相斗。

八要寿，对客忘言娱清昼。

九要寿，谨防坐卧风穿牖。

十要寿，断酒莫教滋味厚。